Renate Lanius

Wolkenglitzer

Roman

Die Handlung ist frei erfunden. Jede Ähnlichkeit mit lebenden oder verstorbenen Personen ist rein zufällig.

Bibliographische Information
Der Deutschen Bibliothek
Die Deutsche Bibliothek verzeichnet diese
Publikation in der Deutschen Nationalbibliogra-
phie;
Daten sind im Internet über
http://dnb.de abrufbar

Titelbild: Marianne Meschede
Gestaltung / Satz: Dipl. Ing. Dagmar Henseler und
Dipl.-Ing. Hans Christian Kniß, inovat
Korrektur: Laurenz Lanius

Herstellung und Verlag:
Books on Demand GmbH, Norderstedt

ISBN 978-3-8423-9551-0

Wolkenglitzer

**Schweigen
ist die unerbittlichste Erwiderung**

(Gilbert Keith Chesterton)

Laura

Es war ein trüber, nasskalter Novembertag, als die Leiche angeschwemmt wurde. Sie blieb in den Tauen eines holländischen Hotelschiffs hängen, das am Kölner Rheinufer in Höhe der romanischen Kirche St. Kunibert ankerte. Die Leiche bäumte sich wie im Schmerz auf und sackte dann schlaff zusammen. Es war eine Frau. Sie trug einen blauen Anorak. Ein Schuh fehlte. Ein Schuh von sehr kleinen Füßen. Die Strömung trieb den leblosen Körper in Ufernähe, wo er wie ein aufgeblähter Sack im Rhythmus der Wellen hin und her schaukelte. Das Leben trug den Tod.

Laura Wendling, Studentin der Medizin, hatte im Musical Dome an der Hohenzollernbrücke Karten für eine Aufführung von „Hairspray" gekauft. Sie hatte am Rheinufer noch ein wenig bummeln wollen. Dann plötzlich um sie herum: Krankenwagen, Polizei, Blaulicht, Hektik, Gaffer. Männer hasteten mit Planen und einer Liege zur Anlegestelle, stiegen über eine Ufertreppe abwärts zum Wasserspiegel. Bedrückende Stille hing wie ein Leichentuch über der Szene. Möwen kreischten schrill. Sie flogen tief. Es waren viele. Laura schlüpfte an der sich ansammelnden Menschenmenge vorbei bis zum Geländer. Beim Anblick der toten Frau erstarrte sie. Es war nicht der Tod, dem sie plötzlich gegenüberstand. Es war das junge Gesicht der Toten, das ihr bleich zugewandt war, verzerrt, mit aufgerissenen Augen. War es ein Unglück? Mord oder Selbstmord?

„Sie ist gesprungen", raunte jemand neben ihr. Gesprungen? Also freiwillig, dachte Laura. Warum? Von wo? Freiwillig springt man in die Tiefe, um das Leben zu beenden. Wollte sie das? Sie war so jung. Die entsetzten Augen. Die Zukunft abgeschnitten wie einen lästigen Faden am Ärmel? Einfach weggeworfen? Nein! Vielleicht hatte doch jemand sie gestoßen.

In den Gesichtern der Gaffer spiegelte sich Entsetzen wider und jene Lüsternheit, die tief im Inneren in einer schwarzen Höhlung haust wie ein böser Wurm und auf den Kick des schnöden Alltags lauert. Ein Reporter zückte die Kamera und schoss eine Reihe Fotos. Die Not des einen war das Brot des anderen.

Für Laura als Medizinstudentin war der Tod nichts Außergewöhnliches. Noch heute erinnerte sie sich an den Tod ihrer Großmutter vor vielen Jahren. Sie war nach einem langen, erfüllten Leben eingeschlafen. Wie friedlich hatte sie ausgesehen.

„Sie sieht aus, als träume sie einen schönen Traum", hatte Laura an ihrem Totenbett geflüstert.

Die Erklärung ihres Vaters war nüchterner:

„Es ist ein rein anatomisch, physikalischer Vorgang. Im Tod erschlaffen die Muskeln und ziehen damit die Haut glatt. Es sind nicht die friedlichen Gedanken im Sterben. Keiner hat auf der Schwelle zum Tod einen schönen Traum."

Damals, noch jung und unerfahren, fand Laura die Worte ihres Vaters brutal. Heute, in ihrer medizinischen Ausbildung mit dem Tod konfrontiert, wusste sie, dass er Recht hatte. In ihrem Studienfach „Anatomie" kam sie automatisch in Berührung mit Toten. Muskeln, Nerven und Sehnen wurden freigelegt, der Bauchraum ausgeweidet, der Schädel zersägt, damit die angehenden Mediziner den Aufbau des Körpers begriffen. Es waren überwiegend ältere Menschen, die seziert wurden, solche ohne Angehörige, die über ihren Tod im Voraus verfügt hatten, der Wissenschaft zuliebe. Böse Zungen, genährt von ausartenden Phantasien, behaupteten, in der Anatomie würde mit Hoden und Eingeweiden geworfen. Purer Blödsinn! Niemand hätte das gewagt. Laura stand den Leichen sachlich und emotionslos gegenüber. Sie hatte allerdings immer ihre Gesichter studiert, als müsse sie die Bemerkung ihres Vaters von damals überprüfen.

Schon am Tag nach dem Leichenfund am Kölner Rheinufer las Laura im „Kölner Stadtanzeiger":

Liebeskummer trieb Einundzwanzigjährige durch Sprung von der Hohenzollernbrücke in den Tod.

Liebeskummer also! Den kannte sie auch. Nur ein Mal war sie wahnsinnig verliebt gewesen. In einen Vetter zweiten Grades. Ausgerechnet er wollte nichts von ihr wissen und nahm sich eine andere. Der Schmerz darüber hatte ihr zwar Appetit und Schlaf geraubt, aber nicht das Leben. Ihr Vater hatte sie in ihrem Kummer gestreichelt wie ein kleines Kind:

„Kein Mann ist es wert, dass deine wunderschönen Augen sich mit Tränen füllen. Teile dir die Liebe in Zukunft so ein, dass Trennung den anderen schmerzt und nicht dich."

„Geht das, Papa?"

„Es geht!"

Wie einfach. Als wäre Liebe eine Sache, die man nach Plan behandeln könnte. Als Immobilienhändler beherrschte ihr Vater dieses Metier. Sein Beruf hatte ihn geformt. Er war nüchtern, sachlich und unterlag nicht so schnell Gefühlen. Als Routinier hatte er vergessen, wie es war, jung und verletzbar zu sein. Wenn Laura ihm auch in mancher Hinsicht ähnelte, er ein Vorbild für sie war, fühlte sie sich ihm doch nah und fern zugleich. Liebe wollte sie anders verwalten.

Manchmal ritt sie im Traum auf dem holzgeschnitzten Schimmel eines Karussells. Neben ihr auf einem Rappen saß ein fremder Mann, der ihr zulächelte. Kinder plärrten. Musik dröhnte. Mütter winkten. Doch da war ein zweiter Mann, an einem Hebel, der den Lauf des Karussells bestimmte. Er grinste sie an, aufdringlich, fast unverschämt, und entblößte dabei vom Nikotin schwarz gefärbte, marode Zähne. Das Karussell begann sich zu drehen. Erst langsam, dann schnell und immer schneller. Die Holzpferde schwebten schweigend auf- und abwärts. Der Rappe neben ihr in entgegengesetzter Richtung. Das Auf und Ab ruckte durch den Magen. Das Tempo machte schwindlig und jagte Angst ein. Der Mann am Hebel grinste immer dreister. In ihrer Not streckte sie eine Hand aus, suchte Schutz bei dem Mann auf dem Rappen. Aber das rasche Auf und Nieder ließ keinen

Kontakt zu. Nur die Fingerspitzen berührten sich flüchtig.

Wenn Laura nass vom Angstschweiß aufwachte und aus den Kissen hochschoss, stellte sie dankbar fest: Sie war daheim. Kein Karussell. Kein Schimmel, kein Rappe. Kein aufdringliches Ungeheuer mit faulen Zähnen. Aber auch kein Mann mit dem ihr unbekannten Gesicht und der vergeblich ausgestreckten Hand, die Schutz bot. Wer war es gewesen? Wo lag der Kern ihres Traums? Was mochte mit dem Holzpferd sein? Stand es für Irrtum? Trotz seiner frischen Farben und der unschuldigen Augen? Ein Trugbild, das sie gefangen nahm? Hatte sie aufs falsche Pferd gesetzt? Eine Warnung etwa?

An diesem Tag zog es Laura noch einmal zu der Stelle, an der die Tote angeschwemmt worden war. Sie lehnte sich über das Geländer und sah hinab auf den Strom. Seine sanft gekräuselte Oberfläche hatte das Unheil vergessen. Nichts erinnerte an das Geschehene. Keine Menschenansammlung, kein Martinshorn, keine Rettungskräfte. Nur Spaziergänger. Eine Frau mit plärrendem Kind. Ein Ehepaar mit Neufundländer. Fahrräder. Hupen auf der Rheinuferstraße. Großstadtalltag. Er schluckte alles. Wie ein Müllcontainer. Auch die Tragik. Hier war ein Mensch gestorben, woanders einer geboren worden. Das Leben war voll krasser Gegensätze und unverständlich. Erdbeben und Tote auf der einen Hälfte der Kugel, Sonne und braungebrannte Urlauber auf der anderen.

Laura wusste nicht, was sie erneut zum Rheinufer getrieben hatte. Aber sie hatte kommen müssen. Sie glaubte, dies der Toten zu schulden. Warum auch immer. Weil da der Tod und hier das Leben war? Als Ausgleich? Das Schicksal der Toten berührte sie. Auf unerklärliche Weise webte der Schmerz, der die junge Frau in den Tod getrieben hatte, eine Verbindung zu ihr. Wie grenzenlos einsam musste sie gewesen sein, wenn der gewaltsame Tod der einzige Ausweg war. Obschon die Tote eine Unbekannte war, für sie eine Frau ohne Namen, ohne Stimme, mit einem im Todeskampf verzerrten Gesicht, so fühlte sich Laura ihr nah, als flösse in ihren Adern das gleiche Blut. Hier hatten die Taue sie aufgefangen. Hier knüpften die Taue ein Band zwischen Tod und Leben.

Dichter Nebel lag über dem Rhein, in dem die Gebäude am gegenüberliegenden Ufer verschwammen. Träge gluckste der Strom sein Lied. Vorbeiziehende Schiffe warfen Wellen mit schmutzigen Schaumkronen auf. Sie klatschten an die Ufermauer. Treibgut zog vorbei: Äste, Flaschen, Kartons, Plastikfetzen. Abfall achtloser Menschen. Der Umwelt wurden überall Wunden geschlagen. Sie begann sich bereits zu rächen: Überschwemmungen, Erdrutsche, Hitzewellen. Aber es war erst der Anfang. Ob die Menschen das ahnten? Ob sie bereit waren, darauf einzugehen, zu verzichten, Einbußen hinzunehmen?

Eine Möwe hatte sich aufs Wasser niedergelassen, schaukelte flussabwärts, von irgendwoher nach irgendwohin. Laura sah ihr nach. Aber schon nach kurzer Zeit verschlang das Grau des Nebels den Vogel, sog ihn gespenstig in sich auf. Lauras

Gedanken trieben mit, verloren sich wie die Möwe in der Ferne.

Plötzlich dachte Laura an Georg, seine blauen Augen, seine raue Haut, den Duft nach Wein und Harz. Er war dreißig Jahre älter als sie. Aber sie liebten sich. Sie, Studentin der Medizin, er, Professor Dr. Petri, internistischer Chefarzt im St. Hubertus Krankenhaus und einer der Professoren, deren Vorlesungen sie besuchte. Er war Spezialist auf dem Gebiet des Hormonsystems und seiner Störungen. Als Prüfer war er gefürchtet. Über seine Zusatzfragen aus dem Bereich des Allgemeinwissens war schon so mancher Prüfling gestrauchelt.

Petri war drahtig, sportlich, kantig und unbequem, dabei geschickt im Umgang mit Menschen. Es war seine Art, aufmerksam zuzuhören und das Spiel seiner vielen Lachfalten um die dunklen Augen. Petri war ehrgeizig und zielorientiert, wusste sich eisern durchzusetzen. Das schuf nicht nur Freunde. Die ihm näher standen, fast alles Nichtmediziner, waren aus gleichem Holz geschnitzt wie er. Für Kollegen war kein Platz neben ihm. Als Mann war er ein Typ, für den Frauen schwärmten. Man sagte ihm manche Affäre nach. Sein Äußeres, seine geschmeidigen Bewegungen sowie seine Stellung waren durchaus verlockend.

Auch Laura hatte nach wenigen Wochen erkannt: Georgs Eigenschaften waren nicht nur positiv, dafür aber individuell. Zunächst war sie vor den Kopf gestoßen. Beeindruckend war sein Wissen. Sein Lebensstil und sein Umfeld waren für sie Neuland, das sie zu erforschen reizte. All das faszinierte sie. Schließlich fand sie sich verliebt wie nie zuvor. Und sie wusste nicht, ob seine Augen oder seine Persönlichkeit sie zuerst gefangen genommen hatten.

Erst das Signalhorn eines flussaufwärts schippernden Frachtkahns schreckte Laura auf. Seltsam, in dem Moment, der einer Toten gehörte, an Liebe, an Georg zu denken. Denn noch immer war sie gefangen von der Nähe zu der Unglücklichen, einer Unbekannten. Was verband sie mit ihr, das stärker war, als das Gefühl für den Mann, den sie liebte? Ob die Möwe noch flussabwärts trieb? Ob die Tote ihre Ruhe gefunden hatte? Ob Georg wartete?

Georg

Mit dem Tippen seines Fingers auf ihre Schulter hatte es begonnen. Auf einem Kostümball, inmitten ihrer Freunde. Sie war wütend gewesen. Richtig giftig hatte sie ihn angeblitzt. Später schämte sie sich, ihn am Anfang ihrer Beziehung so behandelt zu haben. Noch später schämte sie sich nicht mehr.

„Darf ich?", fragte er.

Laura sah in das lachende Gesicht eines Piraten. Sie starrte ihn ungläubig an.

„Herr Professor?", stotterte sie, mehr erschrocken als erfreut.

Karneval in Köln! Vieles war da möglich. Keine Überraschung ausgeschlossen. Aber er? Einer ihrer Professoren!

In ihre Fassungslosigkeit hinein sagte er nur schlicht:

„Georg. Ganz einfach Georg. So heiße ich nämlich."

Das machte die Lage nicht besser. Im Gegenteil. Ringsum verstummte man. Vielsagende Blicke, hochgezogene Brauen. Verdammt, dachte Laura, wenn er nicht verschwindet, verdirbt er mir den ganzen Abend. Spaß wollte sie haben. Aber mit ihren Freunden, mit denen sie hergezogen war. Nicht mit ihm, den sie nur von Vorlesungen her kannte, den sie nicht einmal besonders mochte. In diesen Kreis junger Studenten passte er überhaupt nicht. Da gehörte ein „Prof" im Karneval ganz und gar nicht hin. Das würde er hoffentlich schnell selbst begreifen.

Doch bevor sie ihm die kalte Schulter zeigen konnte, bevor sie „Nein" zu denken oder auszusprechen in der Lage war, nahm er sie beim Arm und zog sie mit sich. Widerstandslos wie eine Puppe aus dem Schaufenster schob er sie vor sich her. Im Getümmel der Tanzenden übernahm die Musik wie von selbst die Führung und zwang Lauras Schritte in den Takt, in den Takt mit ihm. Er lachte ihr unbeschwert zu.

„Flott, was?"

Meinte er die Musik oder seine Art, sie entführt zu haben?

Nach einer Weile, in der kein Wort fiel, sprach er aus, was sie dachte:

„Du denkst, ein „Prof" gehört nicht hierhin. Stimmts? Ist ja auch nicht falsch. Gebührender wäre: Dunkler Anzug, Krawatte, Philharmonie, Mozart. Richtig?"

Laura lachte und fand endlich die Sprache wieder:

„Genau." Entschuldigend fügte sie hinzu: „Hoffentlich sind Sie nicht gekränkt, Herr Professor. Ich meine, ich war ganz unhöflich…es war überraschend…meine Freunde…"

Er lachte belustigt auf.

„Keine Sorge. Mein Überfall war ja auch nicht fair. Also müsste ich mich auch entschuldigen. Gleichstand! Einverstanden? Heute Abend lassen wir die Etikette in der Schublade. Karneval hat eigene Regeln. Aber sag bitte Georg und du. Kein Titel! Kein Sie!"

Und morgen, fragte sich Laura. Morgen dann nach welchen Regeln? Ach, das hatte Zeit.

Jemand rempelte sie von hinten an. Das konnte nur Karl sein, Laura war sich sicher. Wer sonst? Und schon hörte sie ihn:

„Pardon!“

Laura lachte in sich hinein. Nix da: Pardon! Sie wusste: Das war Absicht. Er zeigte sofort, wenn ihm etwas nicht passte. Karl war immer einzuschätzen. Als Laura zu ihm hinsah, schnitt er eine vielsagende Grimasse. Verstohlen streckte sie ihm die Zunge raus. Doch Georg war es nicht entgangen.

„Ist er eifersüchtig?“, fragte er.

„Karl? Glaub ich nicht. Nur zuweilen einfach frech. Aber er ist ein guter Freund. Auf ihn ist Verlass. Er lässt keinen hängen. Immer zur Stelle, wenn er gebraucht wird. Vielleicht passt es ihm nicht, dass ich heute Abend nicht bei unserer Clique bin. Aber er weiß, dass ich immer selbst entscheide, was ich tue.“

Georg sah Laura mit einem merkwürdigen Lächeln an.

„Das hab ich mir fast gedacht.“

Früh am Morgen bestellte er ein Taxi. In der Nähe von Lauras Wohnung, an der Flora, ließ er halten, stieg aus und half Laura aus dem Wagen.

„Wenn Sie bitte eine Minute warten“, sagte er zum Fahrer. „Sie können mich gleich weiter nach Lindenthal bringen.“

Bis zu Lauras Haustür legte er den Arm um sie.

„Es war ein schöner Abend, hoffentlich auch für dich. Deine Freunde mögen mir verzeihen, dass ich dich entführt habe. Ich danke dir. Du bist eine wundervolle, eine sehr hübsche und aufgeweckte Frau. Ich würde dich gerne wiedersehen. Nicht nur in meinen Vorlesungen."

Seine Hände umfassten ihr Gesicht. Sie waren warm und behutsam.

„Darf ich dich küssen? Natürlich nur, weil Karneval ist!"

Laura sah ihn groß an, ohne zu antworten.

Er beugte sich herab und drückte seine trockenen Lippen auf ihren Mund, kurz und fest.

„Eigentlich", meinte er dann leicht ironisch, „gehören zum Küssen zwei. Wir werden das üben müssen."

Das Haus in Lindenthal

Wochen nach Karneval lud Professor Dr. Petri Laura in sein Haus ein. Sie hatte versucht, ihn in der Zwischenzeit zu meiden. Er war einer ihrer Professoren. So sollte es bleiben.

„Bau keinen Scheiß!", hatte Karl ihr geraten.

Doch Petri verhinderte ihr Vorhaben, indem er ganz offensichtlich Kontakt zu ihr suchte. Sein Interesse an ihr löste in Laura sich widersprechende Gefühle aus. Sie war verwundert, erschrocken, aber auch geschmeichelt und zunehmend von ihm angetan. Er war vornehm, hatte Schliff und Humor. Sein großes Allgemeinwissen imponierte ihr.

Neugierig stand sie nun vor seinem Haus in der Max-Bruch-Straße. Was erwartete sie?

Sie dachte an die Worte ihrer Mutter: Die Möbel eines Menschen sind seine Visitenkarte, in den Augen spiegelt sich die Seele und der Umgang mit Alten, Kranken und Toten ist Ausdruck der inneren Kultur.

„Du hast gut reden, Mutter!", raunte sie vor sich hin.

Während Petri, der geschickt fragen und andächtig zuhören konnte, sich schon ein ziemlich genaues Bild von Laura machen konnte, hatte sie bisher kaum Einblick in sein Leben und wusste so gut wie nichts von ihm. Nichts von seiner Familie, seiner Vergangenheit, seinen Hobbys, seinen Vorlieben, außer: Seine Lieblingsspeise war Lachs, seine Lieblingsblume die Rose. Das war alles.

„Herzlich wenig, Mutter!"

Um seine Einladung nicht aufzuwerten, nicht zu offiziell zu machen, hatte sie nichts in der Hand, nicht die kleinste Aufmerksamkeit. Ein kleiner Blumenstrauß wäre nicht falsch gewesen. Aber er sollte sich bloß nichts einbilden. Sie kam vorbei, schaute herein, einfach so. Das würde er auffassen müssen, wie es gedacht war.

Eine Frau mit kleiner Servierschürze öffnete die Tür. Ihre blauen Augen musterten Laura streng von oben bis unten. In einem Mundwinkel deutete sich ein sparsames Lächeln an.

Marke Hausdrachen, dachte Laura.

„Laura Wendling? Der Herr Professor erwartet sie."

Lachend kam er ihr bereits entgegen und beugte sich über ihre Hand. Dann berührte er in einem angedeuteten Kuss ihre linke Wange.

„Schön, dass du da bist. Ich habe schon gewartet. Komm nur! Ich führe dich herum und zeige dir alles, bevor wir uns setzen. Frau Elles hat Krümeltorte für uns gebacken, ihre Spezialität."

Er ging voraus. Laura folgte ihm durch die geräumige Diele in einen großen Wohnraum mit offenem Kamin und Blick in den Garten. Ihre Augen glitten über alte Eichenmöbel, dunkle Ölgemälde in üppigen Goldrahmen und blieben an einem offenen Flügel hängen.

„Sie spielen?", fragte sie erstaunt.

Viele Mediziner hatten eine künstlerische Ader. Es gab Maler, Autoren und nicht wenige Musiker unter ihnen. Er also auch?

„Dann und wann", erwiderte er bescheiden, „wenn ich Zeit habe und nicht zu abgespannt bin."

„Als Kind habe ich auch gespielt. Das war Pflicht. Jeder in der Familie spielte ein Instrument, mehr oder weniger gut. Wir waren ein Minifamilienorchester."

Petri lachte: „Willst du probieren? Nein? Schade!"

Seine Finger glitten über die Tasten, geschickt und schnell.

„Schöner Klang, nicht wahr?"

Laura nickte. Sie sah auf ein von Kinderhand gemaltes Blatt an der Wand: Ein Haus mit Schornstein, Sonne und Wolken, roten Tulpen zwischen grünen Gräsern.

„Hübsch!", sagte sie.

„Wie ein Kind eben malt!"

„Ihr Kind?"

„Ich bin nicht verheiratet."

„Oh, pardon! Ich wollte nicht..."

„Schon gut."

In einer Ecke neben dem Fenster hingen Fotos in Silberrahmen: Männer, Frauen, Kinder. Laura fragte nicht. Sie hatte kein Recht, in die Galerie seiner Erinnerungen einzudringen. Wenn er etwas preisgeben wollte, würde er es tun. Doch es schien nicht so.

Der große Wohnraum lief in einer überdachten Terrasse aus. Zwei steinerne Treppenstufen führten in den Garten. Um den gepflegten Rasen standen gestutzte Büsche. Zarte Triebe ließen erstes Grün erwarten.

Im Garten ihrer Eltern stand noch der Sandkasten aus ihren Kindertagen. Die Reste davon. Vogelhäuschen hingen ringsum in den Ästen. Zu jeder Jahreszeit flogen Amseln, Meisen oder Rotkehlchen an und fühlten sich ebenso wohl wie „Meister Grabowski", dessen Hügel Jahr für Jahr den Rasen durchbrachen.

Petris Garten war gezirkelt, steril. Kein Vogelhaus. Kein Maulwurfshügel. Es fehlte nur ein Schild: „Kein Zutritt für Vögel! Schuhe ausziehen! Spielen und Kreischen von Kindern verboten!" Mamsell Hausdrachen würde gewiss mit gezücktem Kochlöffel dazwischenfahren. Und er? Mochte er Kinder und Tiere? Konnte er mit Kindern umgehen?

„Gefällt dir der Garten?", riss Petri sie aus ihren Gedanken.

„Doch", sie wollte höflich sein, sich aber nicht verleugnen, „alles sehr edel. So sauber. Wie für die Bundesgartenschau. Kein Löwenzahn, keine Brenn-Nessel."

„Unkraut im Garten?", fragte er entsetzt.

Laura lachte ihn entschuldigend an:

„Wo Brenn-Nessel wächst, flattern Schmetterlinge. Es gibt überhaupt kein Unkraut. Es gibt nur Wildkräuter."

Petri stand eine Weile schweigend und nachdenklich neben Laura. Dann nickte er zustimmend:

„Es gefällt mir, wie naturverbunden du bist und wie du die Dinge siehst. Aber bitte: Sag nur noch Georg zu mir. Das ist mein Name! Ist das denn so schwer?"

Laura lachte und stöhnte zugleich:

„Ja, Herr Professor! Es ist ganz schrecklich schwer!"

20

Karl

Die Sensation stand. Ein „Prof" und seine Studentin. Der Kostümball in den Satory Sälen war nicht vergessen. Er alleine hatte die ganze Nacht mit ihr getanzt. Das war nicht zu übersehen gewesen. Tage später hatte man beide im Kerzenlicht bei „Luciano" entdeckt. Es tat sich etwas. Der „Prof" verbarg nicht einmal, dass er sehr verliebt war. Und Laura? Sie flirtete gern, war umworben von vielen, aber unerfahren im Umgang mit Menschen wie ihm. Doch sie schien Feuer gefangen zu haben.

Verwunderlich also, dass gelästert, gemunkelt, spekuliert wurde? Der ungleiche Bund würde nicht halten. Darin waren sich die Tuschler einig. Die hübsche Laura mit den Augen eines Rehs und einem Mund, der zum Küssen animierte, hatte zu viele Verehrer, als dass sie an einem alternden Mann hängen bleiben könnte.

So dachte auch Karl. In Lauras Augen ein Kommilitone, ein Freund, nur ein Freund. Laura hatte nicht mit ihm geschlafen. Mit anderen schon. Dann und wann. Ohne große Emotionen. Nicht wie ihre Freundin Carola. Sie brauchte Sex, vom Wetter abhängig. Wenn die Sonne schien, gelüstete es sie ganz besonders danach. Sex im Vorbeigehen.

„Und?", fragte Laura, „triffst du den von heute wieder?"

„Quatsch! Warum denn? Morgen ist ein anderer Tag. Morgen ist anderes Wetter!"

„Ach so!", Laura verschluckte sich beinah an ihrer eigenen Spucke.

Karl war der Clown ihrer Clique. Wenn er zu viel getrunken hatte, was nicht selten geschah, führte er auf der Straße Veitstänze auf, kletterte auf Laternen oder versetzte Verkehrsschilder. Er gab sich rau, doch tief im Innern war er romantisch und voller Sehnsucht nach Liebe. Er selbst hatte seine Gefühle für Laura erst entdeckt, als Petri aufgetaucht war und Laura belagerte. Mit einem Mal fühlte er, dass ihm etwas weggenommen wurde, was ihm zwar nicht gehörte, er aber behalten wollte: Laura. In der Clique hatte sie niemandem oder allen gehört. Das hatte er akzeptiert. Jetzt war sie ausgeschert und fixiert auf eine bestimmte Person. Auf einen Rivalen. Bisher hatten sie alles gemeinsam gemacht: gebüffelt, gelärmt, gefeiert. Nun änderte sich das, weil dieser Fremde in ihre Runde eingedrungen war und sie sprengte. Laura zauderte allerdings, aber sie ließ sich abwerben. Und je mehr sie sich entfernte, je weniger Zeit sie für ihre Freunde aufbrachte, desto heftiger litt Karl unter seiner Eifersucht.

Dann kam der Tag, an dem es knallte. Am Ende einer Vorlesung, als der Hörsaal sich bereits geleert hatte, fing Karl Laura ab.

„He!", begann er.

Aber er war nicht so cool, wie er tat. Seine Stimme schien belegt. Die Röte seines Gesichts verriet, dass er nervös war.

„Du machst dich rar in letzter Zeit, Laura."

„Mach ich?"

„Es ist dieser „Prof", nicht wahr?"

„Ach, Karl. Lassen wir das!"

„Doch! Bitte! Du willst ihn doch nicht ernsthaft krallen? Ich meine, auf Dauer?"

Laura warf den Kopf in den Nacken und lachte. Karl verstieg sich mal wieder. Sie mochte seine direkte Art. Wenn er sich aber in Dinge einmischte, die nur sie persönlich angingen, schätzte sie das überhaupt nicht. Auch Freundschaft hatte Grenzen. Wer zu tief grub, zerstörte Vertrautheit.

„Und wenn doch?", fragte sie aufreizend.

Karl lachte, aufgesetzt. Aber in seinen Augen sah sie etwas, das nicht lachte.

„Wie wär es, wenn du mich nimmst?".

Karl versuchte locker zu sein. Doch es misslang. Er wirkte verkrampft, fast lächerlich.

„Ich bin jung und knackig."

Das klang albern.

„Karl, bist du fertig für heute? Ich möchte gehen!"

Karl verstellte ihr den Weg:

„Ich liebe dich, Laura!"

Da war es. Seine Augen hatten es verraten. Obschon sie befürchtet hatte, dass so etwas über seine Lippen kommen könnte, erschrak sie. Es kam im falschen Augenblick. Es kam vom falschen Mann. Sie liebte Georg.

„Wenn das jetzt ein Scherz war, Karl, so war es ein schlechter."

„Kein Scherz!"

„Dieses Gespräch ist sinnlos. Wir wollen das alles sofort vergessen."

Karl bohrte seine dunklen Augen so direkt in Lauras Blick, dass sie bestürzt zu Boden sah. Sie wünschte sich, weit weg zu sein.

„Es ist mein Ernst, ich liebe dich“, beteuerte er
„Lass es bitte! Es ist zwecklos. Ich schätze dich als Freund. Aber ich liebe dich nicht. Ich liebe einen Anderen.“
„Er ist ein Grufti, nahe am Verfallsdatum.“
Laura blitzte ihn böse an.
„Was fällt dir ein, so von ihm zu reden!“
Karl blieb seiner Art treu. Denken und loswerden. Meistens zu viel. Diesmal deutlich zu viel:
„Meine Liebe!“, es klang scharf und verletzend. „Wenn du noch voll im Saft stehen wirst, werden seine Arschbacken bereits in Plisseefalten liegen.“
Das war nicht nur frech, das war unverschämt. Spontan zischte Laura zurück:
„Und aus deinem platten Hintern lässt sich nicht ein einziger Abnäher machen!“
Wütend drehte sie sich um und ließ Karl stehen.

Noch Stunden nach diesem Gespräch hatte sich Laura nicht beruhigt. Wenn ihr Vater das gehört hätte! Den rüden Ton. Diese Wortwahl. Er wäre empört. Aber dem Inhalt nach? Er hatte sie sehr deutlich gewarnt:
„Ich möchte mich nicht mit dir streiten, Laura, aber ein Vater hat die Pflicht, sein Kind zu warnen, wenn es im Begriff ist, eine große Dummheit zu begehen. Dein „Prof“ ist mein Jahrgang. Dreißig Jahre sind zu viel. Das geht nicht gut.“
„Ach, Papa! Du kennst ihn nicht. Er ist im Herzen jung.“
„Du bist verliebt. Das macht blind.“
Er sah ihr über die Schulter zu, wie sie ihr kastanienfarbenes Haar bürstete und den betörenden Schwung ihres Mundes mit einem Rotstift nach-

zog. Er war stolz auf seine Tochter, seine kluge und hübsche Laura. Es beunruhigte ihn, dass sie nun einen großen Fehler machen könnte. Sein Blick traf sich mit dem seiner Tochter im Spiegel. Er lächelte ihr zu:

„Seine Lebensweise wird von deiner abweichen. Er hat einen Freundeskreis, der nicht deinem Alter entspricht. Er wird andere Vorlieben haben, was Ferien betrifft, Musik oder Literatur. Abends wird er müde sein, wenn du noch tanzen möchtest. Und dein Beruf? Will er eine Partnerin, die in der Klinik herumspringt?“

„Wir lieben uns, Papa. Ist das alleine nicht entscheidend?“

„Und morgen, Laura? Was ist morgen?“

Laura wirbelte herum, schlang die Arme um ihren Vater und drückte sich fest an ihn:

„Ich frage nicht danach, Papa. Wenn wir nur eine kurze Zeit glücklich sind, dann hat es sich schon gelohnt.“

Das sagt man vorher, dachte der Vater. Nachher heißt es: „Hätte ich gewusst!“

Laura wusste durchaus: Die gegenseitige Anziehungskraft würde nachlassen. Aber konnte man nicht trotzdem glücklich sein? Keine Ehe blieb, wie sie begann. Mit der Zeit kroch der Alltag heran und führte Regie. Dann wurde gestritten über die Kochdauer von Eiern, verspritztes Wasser in der Dusche oder Schneematsch unter den Schuhsohlen. Und? Diese Nebensächlichkeiten mussten doch zu meistern sein. Oder gewann eine einzige Banalität an Gewicht, weil eine weitere hinzukam? Über diesem sinnlosen Kleinkram durfte nur keiner gleichgültig, stumpfsinnig oder lieblos werden. Wenn der Mann das neue Kleid oder die neue Frisur seiner Frau nicht mehr bemerkte, stattdessen in Gedanken beim Skatspiel mit seinen Freunden war. Wenn die Frau ihrem gestressten Mann nicht ansah, dass bei ihm etwas schief gelaufen war. Ihn für einen Schlappschwanz hielt, mit dem mal wieder nichts anzufangen war, und sich der Buntwäsche widmete, die ja auch an der Reihe war. Ja, dann stand es schlecht. Das konnte das Ende sein.

Ob Ehepaare nach vielen Jahren noch miteinander schliefen? Wenn ja, wie oft oder wie selten? Das hätte Laura ihre Eltern fragen können. Aber Kinder fragten Eltern so etwas nicht. Eltern hatten in den Augen ihrer Kinder keinen Sex. Sie hatten keinen Sex zu haben! Eltern hatten Eltern zu sein. Nichts weiter! Sie hatte Vater wie Mutter immer geschlechtsneutral gesehen. Sich vorzustellen, dass sie Sex haben könnten, war ihr peinlich.

Doch jetzt ging es um ihren eigenen Sex und Fragen blieben offen. Wenn Ehepaare nach Jahren noch miteinander schliefen, hatten sie überhaupt Spaß daran? Beide? Frauen hatten es früher satt als Männer. Sie taten „es" pflichtgemäß, oder ließen „es" über sich ergehen. Vielleicht dachte eine Frau während des Verkehrs etwa an Schuhe zum grünen Kleid, weil die weißen bereits abgetragen waren. Ein Mann war eher bei der Sache. Dafür sorgten die Gene. Oder geisterte er in Gedanken durchs Internet, da er die Winterreifen noch bei „eBay" anbieten wollte? Vielleicht teilte auch nach vielen Jahren eine dritte Person das Bett, eine, die in ein anderes Bett gehörte.

Kam doch vor. Der perfekte, unentdeckte, mentale Fehltritt.

Himmel, dachte Laura, gut, dass Gedanken frei und geheim waren. Sonst hätte einer glauben können, sie sei total abgekocht. Oder verdorben. Beides war sie nicht. Aber von gestern war sie auch nicht.

Gleichgesinnt

Petris Freundeskreis bestand aus erfolgreichen Individualisten, die ihre Illusionen längst an der Garderobe der Zeit abgelegt hatten. Sie trafen sich in unregelmäßigen Abständen, so wie ihr Terminkalender es zuließ. Doch ein Treffen war ihnen heilig: Das Abendessen „Em Krützche" am Rheinufer, das halbjährlich stattfand. Sie waren dann unter sich und konnten frei reden, wussten sie sich doch unter Gleichgesinnten.

Heute waren sie zu dritt: Georg Petri, der Banker Leon Mahler und der Internist Dr. Holger Wortmann.

Leon Mahler war Banker aus Leidenschaft. Er hatte sich dank seiner Fähigkeiten ohne Protektion hochgearbeitet. Unter seinen Kollegen galt er als Ausnahme. Er liebte zwar wie sie das große und schnelle Geld, ließ aber die Finger weg von nicht überschaubaren Risiken. Heißes Geld wollte er nicht schon morgen verbrannt sehen. Das war er seiner Klientel und seiner Glaubwürdigkeit schuldig.

Er hatte sich diesmal hergeschleppt. Eine Gürtelrose mit heftigem Schmerz hatte seine linke Schulter befallen und fesselte ihn zurzeit ans Haus. Die Pein war vor den Pusteln über ihn hergefallen. Da zunächst der Verdacht auf Herzinfarkt bestand, landete er in der Klinik. Als ihn dann allerdings ein juckender Ausschlag übersäte, der seine Haut, wie mit dem Lineal gezogen, linksseitig vom Brustbein bis zur Wirbelsäule entstellte, stand die Diagnose fest: Herpes Zoster. Er wurde entlassen und schluckte nun gehorsam die verordneten Tabletten. Seine Frau Isabell betupfte zudem zweimal täglich die lädierte Hautpartie mit einer kühlenden und schmerzstillenden Lotion.

Dr. Holger Wortmann konnte an diesem Abend seinen Frust nicht verbergen. Während die Verwaltungspaläste der Krankenkassen hochgezogen, die Gehälter der Kassenvorstände aufgestockt wurden, musste er Honorareinbußen hinnehmen, weil die reformierte Reform der Reformen sein Einkommen empfindlich schmälerte. Er war dabei, sich umzustellen. Auf der Suche nach einer Marktlücke war er auf die TCM gestoßen, die erprobte Traditionelle Chinesische Medizin. Diese Therapie, auf der Basis seiner schulmedizinischen Ausbildung, versprach Erfolg.

„Du musst dein Auskommen haben und zufrieden sein", meinte Georg.

„Richtig! So sollte es sein! Doch nicht nur die Bürokratie und Honorare machen uns sauer, es sind auch die anspruchsvollen Patienten. Sie erwarten die teuersten Medikamente, obschon der Markt genügend gleichwirksame Generika bereithält. Wenn ihre Erwartungen nicht in jeder Hinsicht erfüllt werden, erscheint eine miese Beurteilung im Internet. Anonym, versteht sich."

„Anonym ist eine Frechheit. Ich halte das für juristisch angreifbar."

Holger Wortmann lachte:

„Wir wehren uns mit dem gleichen Mittel. Wir lassen Hinz und Kunz, gute Freunde natürlich, löbliche Beurteilungen ins Internet setzen. Damit werden die miesen neutralisiert."

„Gut pariert!", lachte Petri.

Als Arzt wusste er, wovon Holger sprach. Er haderte genauso mit der anonymen Kritik. Noch mehr regte er sich über die Honorarpolitik auf:

„Die jungen Mediziner hauen ab nach England, Österreich oder in die Schweiz, weil sie in diesen Ländern besser verdienen. Selbst wenn du Medizinstudenten fragst, welche Absicht sie nach dem Examen haben, kündigen derzeit fast zwanzig Prozent an, ins Ausland gehen zu wollen. Wisst ihr, wohin das führt? Es wird bei uns an Ärzten mangeln. Auf dem Land und im Osten Deutschlands zeichnet sich die Katastrophe bereits ab."

„Du siehst zu schwarz, Georg."

„Nicht im Geringsten. Der Trend ist eindeutig. Wer anständig arbeiten soll, muss anständig bezahlt werden, sonst geht er."

„Sind die Kassen nicht leer? Woher also?" Holger sah Leon fragend an.

„Steuern und Abgaben spülen genug Geld in die Kassen", Leon, der Banker, wusste, wovon er sprach. „Es sind die Ausgaben! Unsere Sozialausgaben steigen und steigen. Wir leisten uns neben dem Bund sechzehn Bundesländer. Die Hälfte davon ist überflüssig. Die Regierungs- und Verwaltungsapparate verschlingen Unsummen. Wir haben „Entwicklungshilfe" für in Not geratene Menschen „armer" Staaten gezahlt, die Atomwaffenarsenale unterhalten. Zudem finanzieren wir als einer der Netto-Spitzenzahler die Europäische Union, nach dem hirnlosen Grundsatz: Das ist ohne Alternative."

Leon ereiferte sich:

„Unsere Schulden übersteigen die Billionenmarke. Anstatt sofort auf die Bremse zu treten, satteln wir neue Schulden drauf. Immer noch sind Steuerschlupflöcher offen! Lobby! Immer noch gibt es marktverzerrende Subventionen, die zu streichen wären! Lobby! Sozialleistungen werden ohne Gegenleistungen gezahlt. Leistungsmissbrauch wird nicht rigoros genug unterbunden! Der Steuerzahler hält ja den Kopf hin! Soll ich fortfahren?"

„Nein! Bloß nicht!" Georg winkte ab. „Es reicht! Aber haben wir keine Politiker mehr, die es richten können?"

„Sieh dir den politischen Alltag an", Leon klang resigniert. „Nach der Wahl müssen sie zunächst die Interessen ihrer Klientel befriedigen. Dann beginnt der Kampf um Wiederwahl und Ruhebezüge. Mäuler werden gestopft, damit sie ruhig bleiben, keiner auf die Straße geht und schließlich das Kreuz an der richtigen Stelle steht. Dabei bleibt wenig an Kreativität, Kraft und Zeit für unser Gemeinwohl übrig. Ich fürchte, sie fahren den Karren gegen die Wand! Spätestens dann, wenn es nichts mehr zu verteilen gibt."

Leon und Isabell

„Liebes!", rief Leon seiner Frau Isabell zu, schon als er durch die Haustür hereinstürmte. „Gute Nachricht! Ab kommenden Montag darf ich wieder arbeiten. Holger meinte, wenn ich mich stark genug fühle, habe er aus medizinischer Sicht keine Bedenken. Natürlich gehe ich sofort zur Bank. Ich lasse mich keine weitere Stunde einsperren!"

„Klar!", lästerte Isabell.

Erbost schüttelte sie den Kopf. Die blondierten Löckchen ihrer schütteren Haare tanzten hin und her.

„Früher als erlaubt! Du weißt alles besser. Wenigstens schaust du mir nicht länger in den Kochtopf."

Leon zog erstaunt die buschigen Augenbrauen über den stahlgrauen Augen hoch.

„Kochtopf, meine Liebe? Weißt du denn, was das ist?"

„Das ist unfair", schmollte Isabell und verzog ihr hübsches Gesicht, als wolle sie weinen.

„Nicht böse sein, Liebste! War doch nur Spaß!", beschwichtigte Leon seine Frau.

Er wollte einem ihrer weinerlichen Ausbrüche zuvorkommen. Sie häuften sich in letzter Zeit bei oft nichtigen Anlässen. Es war schwer zu ertragen.

„Sei wieder gut! Sieh mich an! Na also! Hast du noch einen Wunsch zum Geburtstag? Bitte keinen Ring! Du hast nicht genug Finger. Oder doch?

Stell bitte die Gästeliste für unsere Party zusammen. Viel Zeit bleibt nicht mehr."

Leon war schon im Hinausgehen, kam aber noch einmal zurück:

„Vergiss nicht, Georg eine Einladung zu schicken. Er kennt zwar den Termin und hat bereits zugesagt. Aber trotzdem! Er kommt übrigens in Begleitung."

„Oh! Und wer ist es bitte?"

„Eine Neueroberung."

„Neu! Das heißt also eine Eintagsfliege, wie immer. Mehr bringt er nicht zustande."

„Du irrst! Diesmal ist es ernst. Sehr ernst sogar!"

„Na ja", Isabell war nicht überzeugt, „was ihr Männer ernst nennt. Einen Monat drangehängt."

„Georg will heiraten!"

„Nein!"

„Doch!"

Die Neuigkeit verschlug Isabell die Sprache. Sie starrte Leon an.

„Ich kann es nicht glauben! Bisher ist Georg frei wie ein Vogel durchs Leben geflattert. Jetzt Heirat? Was ist los mit ihm?"

„Er hat die Frau gefunden, die seinen Vorstellungen und Ansprüchen entspricht: Sie hat Klasse, ist schön, aus bestem Elternhaus, jung und doch sicher im Auftreten. Sie studiert Medizin, sitzt in seinen Vorlesungen. Ganz einfach: Eine Frau mit bestechendem Wesen und Aussehen."

„Du kennst sie?"

„Georg brachte sie mit zur Bank. Jetzt aber", Leon warf Isabell einen Handkuss zu, „wartet mein Schreibtisch auf mich. Später mehr!"

Er wollte erst einmal Isabell entkommen. Die Heirat Georgs, eines eingefleischten Junggesellen, mit einer Studentin musste ihre Phantasie beflügeln. Er wusste: Ihre Fragen würden wie ein Wasserfall über ihn hereinbrechen.

Leon hasste diese Situationen. Isabells Welt war schon lange nicht mehr die seine. Tratsch und Klatsch! Er hatte sich mehr und mehr in seinen Beruf zurückgezogen, sich seiner Bank verschrieben. Darin ging er auf. Immer weniger konnte er mit Isabells sogenannten Depressionen umgehen. Nach der Geburt der dritten Tochter waren sie erstmals aufgetreten und hatten sich etabliert. Allerdings argwöhnte er, dass sie ihre Stimmungstiefs oft als Druckmittel einsetzte, um durchzusetzen, was sie wollte. Doch sicher war er sich nicht, schließlich war Psychiatrie nicht sein Fachgebiet. So gab er zuweilen zähneknirschend nach. Er hatte den behandelnden Arzt gefragt, ob Isabells Depressionen eifersüchtig machten oder ihre Eifersucht zur Depression führte.

„Beides ist möglich", hatte der Arzt geantwortet.

Damit war das Problem ja eindeutig gelöst!

Dann kam der Tag, an dem Isabell glaubte, Leon habe ein Verhältnis mit der Golflehrerin des Vereins. Wie bei einem Vulkanausbruch entluden sich Isabells Gefühle. Ihrem Gezeter konnte Leon entnehmen, dass sie nicht nur eifersüchtig, sondern auch einsam war. Sie fühlte sich vernachlässigt und ungeliebt.

„Du bist kaum noch zu Hause!", schrie sie unter Tränen. „Firma und Golf! Das ist deine Welt. Wo triffst du diese Frau?"

„Welche Frau?"

„Tu nicht so! Die Golferin! Du bist mehr mit ihr als mit mir zusammen."

„Isabell!"

„Ist doch so! Und wenn du hier bist, glotzt du in den Sportkanal oder telefonierst. Alles ist wichtiger als ich! Ich halte das nicht mehr lange durch!"

Ich auch nicht, dachte Leon, strich ihr übers Haupt und floh aus dem Haus.

Der Faden zwischen ihnen war gerissen. Er bemühte sich zwar, auf sie einzugehen. Doch was nicht von Herzen kam, gelangte nicht zum Herzen. Er erstickte seine Enttäuschung über diese Entwicklung in kurzen Affären, die ihm nichts bedeuteten. Das machte die Lage nicht besser.

Trotzdem: Er blieb bei seiner Frau. Denn sie hatten einen festen Platz in der Gesellschaft. Das hielt zusammen. Und natürlich die Kinder. Judith, die Älteste, die Isabell so ähnlich war: launisch, unausgeglichen und, wie er sich leider eingestehen musste, missgünstig wie ihre Mutter. Carolin, Nummer zwei, war sein Abbild, kantig, sachlich, direkt, mit Vorliebe zum Extremsport. Melanie, die Jüngste, pubertierte zurzeit und war unberechenbar wie ein junges Pferd. So unterschiedlich seine Kinder auch waren, er liebte sie alle gleich stark. Sein oberstes Gesetz war, ihnen das Elternhaus zu erhalten.

Eine Party

Bis zu einem gewissen Zeitpunkt verlief Isabells Party ruhig, fast öde. Ein schwerer Duft von Veilchen und Lavendel lag in der Luft. Leise Stimmen mischten sich mit dezenter Musik. Ein murmelnder Geräuschpegel, der an das Summen eines Bienenschwarms erinnerte, ab und zu unterbrochen durch ein Auflachen. Die Szene war geprägt von Handküssen, gesteiften Kragen grauhaariger Herren und gefärbten Locken der Frauen, die nicht mehr jung waren, aber dem Alter trotzten. Die Gesellschaft plätscherte dahin wie ein Bergbach durchs Tal, freundlich und unschuldig.

Leon war überall, elegant, verbindlich, charmant.

„Du siehst wieder wundervoll aus, meine Liebe!"

Dabei beugte er sich über die Hand einer zierlichen Frau in rotem Kleid.

„Charmeur! Wir beide wissen doch, dass ich längst eine Trockenpflaume bin!"

Leon ließ es lachend unbeantwortet.

Isabell schwebte. Sie erinnerte an einen Schmetterling, duftig, flüchtig, zart. Sie war blond, wie in Sonne getaucht. Kleid, Haut und Augen strahlten hell.

„So stelle ich mir einen Engel vor", raunte Laura an Georgs Ohr.

Er lachte und flüsterte zurück:

„Der Schein trügt. Sie hat zwei Seelen, eine reizende und eine miese. Isabell ist launisch, anspruchsvoll, kann sehr hässlich über andere reden und nimmt es mit der Wahrheit nicht genau."

Laura sah entrüstet zu Georg auf:

„Das sind deine Freunde?"

„Leon ist mein Freund. Isabell hängt dran."

Ringsum tauschte man sich im Small Talk aus: Wetter, Beziehungen, Hotels, Mode. Es gab ja genügend unverfängliche, leichte Themen. Keiner brauchte sich zu outen, keiner Farbe zu bekennen. Man reizte nicht. Man ließ sich nicht reizen. Feine Gesellschaft eben.

Bis es passierte.

Denn Small Talk ist nicht jedermanns Sache. Selbst auf dem Parkett der Gesellschaft stößt man ab und zu auf ein Gegenüber, mit dem sich ein Gedankenaustausch lohnt. Dann gilt es, die ungeschriebenen Regeln einzuhalten, die einer Unterhaltung Niveau verleihen. Zuhören, sich zurücknehmen, auch schweigen, selbst wenn die Zunge anders will. Anzuerkennen, dass auch andere denken können. Fremde Ansichten tolerieren, wo Kompromisse sinnvoll sind. Die eigene Meinung zwar vertreten, ohne sich von Emotionen überrollen zu lassen, nicht beleidigen, kränken, angreifen. Nicht „Basta", so und nicht anders, ich bin der Größte, der Nabel der Welt. Auch Kommunikation verlangt Kultur.

Im Nebenraum wurden Stimmen laut. Es klang barsch, böse. Rede und Gegenrede. Strittig, zornig. Jemand versuchte zu beschwichtigen. Umsonst. Es wurde lauter.

Laura rückte zum Durchgang vor, um zu sehen, wer sich so ereiferte. Sie wollte hören, worum es ging. Ein Mann stand in der Nähe des Fensters, hochrot im Gesicht. Georg hatte ihn als freien Journalisten vorgestellt:

„Ein Freidenker mit frecher Schnauze."

Die schien er jetzt nötig zu haben. Zwei Kontrahenten standen wie Kampfhähne vor ihm. Einer von ihnen trug ein weinrotes Jackett, der andere „Englisch Karo". Zwei Politiker der Kommunalebene, wie Georg ihr gesagt hatte. Alle drei redeten zugleich, steigerten sich, überschlugen sich, nur um die anderen zu übertönen. Die Kommunalen gestikulierten wild, kamen dem Journalisten bedrohlich nahe und drängten ihn rückwärts, bis das Fensterkreuz in seinen Rücken schnitt.

Der Weinrote wurde von seiner Frau am Ärmel gezupft, erst zaghaft, dann energisch.

„Was soll das? Komm jetzt!", eindringlich forderte sie ihn auf.

„Lass!", zischte er zurück. Dabei stieß er sie so abrupt von sich, dass sie stolperte und gefallen wäre, hätte nicht ein hinzu springender Gast sie aufgefangen.

„Unglaublich!", schnaubte der geistesgegenwärtige Helfer. Und zu der Frau, die so unverhofft in seinen Armen gelandet war, meinte er besorgt:

„Geht es? Alles in Ordnung?"

„Danke! Schon gut. Aber mein Mann! Mein Gott! Können Sie nicht…?"

„Wo denken Sie hin! Wir gehen ihm lieber aus dem Weg!"

Wie recht er hatte. Denn der Weinrote hatte sich wieder vor dem Journalisten aufgebaut und zischte ihn an:

„Ihre Einstellung interessiert mich einen Kehricht!"

Sein Gesicht hatte sich vor Wut lila gefärbt. Er hatte längst die Kontrolle über sich verloren:

„Es schert mich einen Dreck, wer sie sind."

Empörte Zwischenrufe wurden laut:

„Na, na! Sachte! Was für Ausdrücke!"

Ein Mann versuchte, sich zwischen die Streithähne zu schieben.

„Weg!", fauchte der Weinrote. Dann pöbelte er den Journalisten an:

„Braune Suppe, die man durchs Klo spülen sollte."

Der konterte:

„Abgekaute Worte aus fremdem Maul."

„Um was geht es eigentlich?", fragte Laura leise an Georgs Ohr.

„Um die Abstimmung der Schweizer zum Verbot, Minarette zu bauen."

„Mein Gott! Kann man das nicht ruhig diskutieren? So ein blödsinniger Auftritt!"

„Sie sind wie Vollblüter! Ihnen geht das Temperament durch!"

Der Journalist rückte seine Krawatte zurecht:

„Die Schweizer sind gefragt worden. Die Schweizer haben geantwortet. Das ist Demokratie. Nichts weiter."

Fast abwehrend hielt er die Hand vor den Körper, als fürchtete er, angegriffen zu werden. Eine Prügelei schien unmittelbar bevorzustehen. Wieder versuchte jemand, die Männer zu trennen. Vergeblich.

„Das war die Folge von Hetze!" Der Weinrote überschlug sich.

„Quatsch!"

„Aufstachelung gegen Ausländer!"

„Es ging um Minarette!"

„Nein, es ging um Religionsfreiheit!"

„Beten nicht verboten!"
Der Weinrote legte nach:
„Die Schweiz hasst den Islam."
„Sie fürchtet ihn."
Isabell wagte sich in die Nähe der Streitenden. Hilflos klatschte sie in die Hände.
„Das Buffet ist eröffnet. Wollen wir uns nicht stärken? Diskutiert ist genug."
Ihre Worte hingen wie zarter Flaum über den erhitzten Köpfen. Ohne Wirkung.
Stattdessen schob sich das „Englisch Karo" vor den Journalisten in Position und sagte, nicht mehr schreiend, sondern leise schneidend:
„Sie stehen rechts, nicht wahr? Sie scheinen ein Nazi zu sein! Jawohl: Ein Nazi!"
Gespenstische Lähmung machte sich breit. Dann stieg ein Raunen auf. Das Entsetzen der Umstehenden wurde in Bruchstücken laut:
„Das geht zu weit! Ungeheuerlich! Unverschämt! Rauswerfen! Anzeigen! Polizei!"
Die Luft knisterte explosiv. Judith zog ihren Vater am Ärmel:
„Tu doch etwas, Papa!"
„Bin schon dabei!"
Der Journalist hatte den Weinroten am Revers gepackt, schüttelte ihn und schrie:
„Ihr kommunalen Hinterwäldler! Arschkriecher!"
„Leck mich!", kreischte der Karierte.
In diesem Moment knallte es. Glassplitter wirbelten durch die Luft. Viele versuchten, mit den Händen ihr Gesicht zu schützen oder duckten sich, da das Geräusch der zersplitternden Vase von den Wänden zurückhallte, als wären Schüsse gefallen. Zunächst Totenstille. Doch dann brach Tumult los.

Geschrei. Gedränge zur Garderobe. Gläser fielen zu Boden, Sektkübel schepperten, Stühle kippten. Geschiebe in der Eingangshalle. Eine Frau stürzte zur Tür:

„Hilfe! Hier wird geschossen!", schrie sie.

„Geschossen? Wo?"

„Ruhe bewahren!", rief jemand in die ausbrechende Panik.

„Ja, Ruhe!", donnerte Leon. „Es ist nichts passiert. Ich habe eine Standvase auf den Boden geknallt. Ich musste dazwischen gehen. Anders waren die Herren nicht zu beruhigen. Der Spuk ist vorbei. Ich bitte alle Gäste zu bleiben, meiner Frau und mir zuliebe. Wir wollen uns doch durch einige heißblütige Streithähne den Abend nicht verderben lassen. Die aber verlassen bitte sofort unser Haus. Das gebietet der Anstand. Ein Nachspiel erwartet sie, das versichere ich!"

Es war vorüber. Georg nahm Laura in den Arm. Auch er war merkwürdig bleich, lächelte aber beruhigend:

„Mein armer Schatz! So ein Schock! Da führe ich dich in diese Gesellschaft ein, und sie entpuppt sich von der unmöglichsten Seite. So geht es sonst nicht zu, glaub mir. Das war ein übler Ausrutscher. Menschen sind menschlich, schießen gelegentlich über die Grenze des Anstands hinaus. Die Leute dieses Kreises lieben eigentlich nichts so sehr wie Harmonie. Essen, trinken, lachen. Sehen und gesehen werden. Heiter und locker wollen sie beisammen sein und unbeschwert auseinandergehen. Das ist das Gefüge. Wird es gestört, fällt es zusammen. Leon hätte viel früher einschreiten müssen. Jetzt haben sich alle beruhigt. Sie werden den Vorfall vergessen, natürlich erst, wenn er überall herum getratscht worden ist."

„Null Toleranz!", schimpfte Laura. „Du musst dich doch austauschen können. Durch leeres Blabla kann keiner sich ein Bild vom anderen machen."

„Die meisten wollen gar nicht, dass man sich ein Bild von ihnen macht. Warum auch? Die Anonymität ist ein Schutzschild. Den brauchen viele. Sie kommen sich sonst nackt vor, durchsichtig. Und wer will das schon. Sie denken: Ein netter Jemand für einen netten Abend. Dazu ein Name. Das reicht."

„Wie unpersönlich! Mein Vater hat mich immer angehalten, mutig eine Meinung zu äußern und zu vertreten, allerdings ohne intolerant zu werden. Das geht doch."

„Nichts gegen deinen Vater, Laura. Sein Standpunkt ehrt ihn. Aber ist es nicht klüger, sich zurückzunehmen, wenn die Situation es verlangt? Hier plätschert Gesellschaft. Sie hat andere Regeln."

„Ja, nichtssagende."

„Ich weiß. Du bist eindeutig und ehrlich."

„Ich nenne alles andere einen Schlingerkurs."

„Diplomatie erhält Freunde. Das ist doch wichtig."

„Vielleicht gibt es einen Mittelweg: höflich, aber ehrlich."

Georg lachte:

„Womit wir wieder beim Schlingern wären."

Jetzt lachte Laura:

„Mit dir lässt sich nicht streiten."

Leon gesellte sich mit seiner Tochter Judith zu ihnen.

„Laura, so darf ich doch sagen? Sie haben meine Tochter Judith ja bereits kennen gelernt. Zwei angehende Ärztinnen. Ihr habt sicher genügend Gesprächsstoff."

Damit zog er Georg mit sich und steuerte einen Kreis älterer Herren an.

Judiths helle Augen fixierten Laura. Sie schien neugierig zu sein. Ein merkwürdiger, missmutiger Zug um ihren Mund löste bei Laura ein ungutes Gefühl aus. Aber sie musste sich irren. Was sollte Judith gegen sie haben? Sie waren sich vor diesem Abend nie begegnet.

„Das nenne ich raffiniert", giftete Judith sie an.

„Bitte?", fragte Laura verwirrt. Hatte sie sich verhört?

„Den ‚Prof' krallen, bei dem man studiert! Geschickter Schritt auf der Karriereleiter! Die Bettkante war schon immer ein Steigbügelhalter!"

Laura starrte sie an. Für einen Moment verschlug ihr der unerwartete Angriff die Sprache. Wie kam diese Person dazu, sie grundlos und obszön zu attackieren? Sich zurücknehmen, hatte Georg gesagt. Also schwieg sie. Ein Eklat war genug für diesen Abend. Wo war Georg überhaupt? Am liebsten würde sie nun gehen. Das war nicht ihr Fest. Das waren nicht ihre Leute. Plötzlich dachte sie an ihre eigenen Freunde. Wie lässig und problemlos gingen sie miteinander um. Keiner hätte den anderen ohne Anlass unter die Gürtellinie geschlagen. Laura zwang sich, locker zu bleiben.

„Ach“, lächelte sie dann, „Georg hat die Leine geworfen, nicht ich. Frag ihn doch!“

„Darin ist er geübt!“, stieß Judith schnippisch hervor.

Bevor Laura fragen konnte, was Judith meinte, kam Leon zurück. Er legte um jede von ihnen einen Arm.

„Na, ihr beiden! Versteht ihr euch? Ich hoffe, ihr freundet euch an. Das würde Georg und mir gefallen.“

Er küsste seine Tochter auf die Stirn und schnippte Laura mit dem Finger unters Kinn, wie man es bei guten Freunden macht.

Schieflage

„Leon gibt mir das Gefühl, ihn seit ewigen Zeiten zu kennen." Laura war in Gedanken noch bei der Party.

„Ich weiß, er hat ein Händchen für Menschen. Er kann sich auf jeden einstellen."

„Er strahlt eine Sicherheit aus, an die man sich anlehnen möchte."

„Na, na!", lachte Georg. „Das finden andere Frauen auch."

„So? Nutzt er das aus?"

„Klar! Wer täte das nicht?"

Laura schwieg eine Weile.

„Trotz seiner Familie… Glaubst du wirklich?"

„Ich glaube nicht, ich weiß! Seine Affären haben aber nichts zu sagen. Seine Kinder sind nicht betroffen, Isabell hat alles, was sie braucht."

„Das ist ja wohl eine rein männliche Sicht. Meinst du, dreißig paar Schuhe sind das, was eine Frau braucht? Sie will Liebe, und zwar ungeteilt."

„Er ,liebt' keine andere, er hat ,etwas' mit ihnen. Das ist der Unterschied. Er sucht keine feste Beziehung. Mehr nach dem Schema: Machen wir uns einen netten Abend, mehr ist nicht drin!"

„Welch reizendes Angebot!", erwiderte Laura bissig. „Darauf lassen sich Frauen ein?"

„Natürlich! Warum nicht? Auch Frauen wollen sich zuweilen amüsieren, ohne sofort an die Ewigkeit zu denken."

Laura sah Georg von der Seite an:

„Teilst du diese Vorstellung von Moral?"

Er nahm ihr Gesicht in die Hände und küsste sie.

„Ich liebe dich, Laura. Ich will dich heiraten. Der Gedanke ist mir noch bei keiner anderen Frau gekommen. Warum sollte ich eine hübsche, kluge Frau betrügen?"

„Es würde alles zwischen uns zerstören."

„Ich weiß! Deswegen werden wir unser Glück mit beiden Händen festhalten."

Hoffentlich, dachte Laura. Für sie war eine gekittete Liebe nach einem Fehltritt ebenso brüchig wie eine geleimte Blumenvase. Beide würden doch zerbrechen. Der Bruch war nur hinausgeschoben.

„Weiß Isabell von Leons Kapriolen?"

„Sicher!"

„Und?"

„Was und! Sie hatte selbst vor längerer Zeit eine Affäre."

„Nein!"

„Dein Glaube an sie ehrt dich. Aber es stimmt."

Bevor Laura entrüstet einhaken konnte, fuhr Georg fort:

„Wann und warum auch ihre Ehe in Schieflage geraten ist, sie halten die Fassade aufrecht und geben den Kindern ein Zuhause. Isabell war seinerzeit von Leon schwanger, deswegen hat er sie geheiratet. Drei Wochen nach der Hochzeit hatte sie eine Fehlgeburt."

Das auch noch, dachte Laura. Eine Ehe auf einer Basis, die plötzlich wegbrach. Was mochte in beiden vorgegangen sein? Hatten sie das Unglück gemeinsam getragen oder jeder für sich?

War Leon enttäuscht, nicht Vater geworden zu sein? Oder war er wütend, dass der Abort zu spät kam, nach der Hochzeit, und er eine Frau am Bein hatte, die er eigentlich gar nicht haben wollte, die er nie geheiratet hätte, wäre sie nicht schwanger gewesen? Machte er sich Vorwürfe, zu schnell gehandelt zu haben? Vielleicht war er so kalt, dass alles an ihm ablief. Banker waren eine Sorte für sich. Er könnte einkalkuliert haben, dass Isabell vermögend war. Das wenigstens hätte sich gelohnt.

Und Isabell? Hatte sie getrauert um ein verlorenes Kind? Um das zerschnittene Band zu Leon? Musste sie nicht Angst haben, ihn ganz zu verlieren? Vermutlich hatte sie ihn mit ihrer Schwangerschaft eingefangen. Leon wäre nicht der erste Mann, der auf diese Weise angeleint worden wäre.

„Das alles stimmt mich traurig", sagte Laura nachdenklich.

„Wo Menschen sind, gibt es Schwächen", meinte Georg fast entschuldigend. „Sie sind deshalb nicht durch und durch schlecht. Nimm die Menschen, wie sie sind. Es gibt keine anderen."

Judith

Es war kurz nach Lauras Staatsexamen. Kurz nach Georgs schlichter Heirat mit Laura am Seitenaltar von St. Andreas.

Wie so oft saß Georg am späten Abend an seinem Schreibtisch im Krankenhaus, ausgehöhlt von der Hetze des Tages. Und noch immer türmten sich Arztbriefe vor ihm, die er unterschreiben musste, Befunde, die zu beurteilen waren. Daneben lauerte ein Manuskript auf seine Endfassung; die Termine der Vortragsreihe zum Thema „Angina Pectoris unter Berücksichtigung der Schilddrüsenüberfunktion" rückten bedrohlich näher.

Es war einer der Tage, die sich querstellten. Ein kleiner Disput mit Laura um eine Nichtigkeit, der erste in ihrer Ehe überhaupt, war ihm den ganzen Tag über nicht aus dem Kopf gegangen. Ein Privatpatient, Besitzer einer Möbelfirma, war im Leberkoma geblieben. Eine Schwester hatte gekündigt.

Als es dann an der Tür klopfte, schlug er wütend mit der flachen Hand auf die Tischplatte. Welcher Idiot wollte nun noch den Schlussstrich unter den beschissenen Tag setzten?

Doch eine junge Stimme rief von der Tür:

„Hallo Georg!"

„Judith!"

Erfreut sprang Georg auf. Sein Gesicht glättete sich. Lächelnd ging er Judith entgegen.

„Welche Überraschung! So spät noch! Warum hast du nicht angerufen?"

Ohne eine Antwort abzuwarten, ging er auf sie zu und schloss sie in die Arme. Er umfasste ihr Gesicht, um sie auf die Stirn zu küssen. Aber blitzschnell hob sie den Kopf und drückte ihre geöffneten Lippen auf seinen Mund. Erschrocken schob er sie sachte von sich:

„Du weißt, so etwas geht nicht."

Während er sich hinter den Schreibtisch setzte, den Kopf über das jetzt vergessene Referat gebeugt, blieb Judith stehen und sah ihn glühend an:

„Ich liebe dich! Das weißt du!"

„Judith, du liebst die Liebe. Du wolltest geliebt werden und lieben. Das ist etwas anderes. Ich war da, greifbar, aber nicht der, der zu dir gepasst hat, kein Partner auf Dauer."

Judith machte einen Schritt auf ihn zu, um zu widersprechen.

„Doch! Doch!" Georg kam ihr zuvor. „Ich bin verheiratet. Das weißt du! Laura erwartet ein Kind."

Ein schmerzhafter Messerstich durchbohrte Judiths Brust. Seine Heirat hatte schon weh getan. Jetzt ein Kind! Wie sie Laura hasste! Womit hatte diese Frau Georg verdient? Er hatte ihr gehört. Nur ihr.

„Sie bekommt ein Kind! Und ich? So einfach kannst du vergessen?"

Georg presste die Hände gegen die Stirn, als versuchte er, die anrollende Erinnerung anzuhalten. Vergessen! Natürlich nicht! Jede Einzelheit war in seinem Gedächtnis gespeichert, jedes Wort. Er wünschte, es wäre anders. Doch die Vergangenheit war Teil seines Lebens wie die

Gegenwart. Zuweilen klopfte sie an und machte sich breit, ungefragt. Wie das Spiel einer Violine tänzelte sie heran, umschmeichelte ihn mit verklungenen Worten von versunkenen Orten, um dann wie ein fallendes Blatt auf den Flügeln des Windes davon zu segeln. Zurück blieb eine leise Wehmut. Obschon Laura alle Plätze seines Ichs belegte, vernahm er wieder die gurgelnde Melodie vom nahen Ufer, den Ruf des Uhus in der Nacht. Er sah die Augen, in denen sich die dunkle Tiefe des Sees spiegelte, hielt einen jungen, biegsamen Leib in seinen Armen. Er spürte erneut die unendliche Schwäche in jeder Faser des Körpers, die dem Fall in den Abgrund vorangeht. In den Fängen jener lauwarmen Sommernacht war er fast wie im Meer ertrunken. Mit Mühe hatte er das Ufer erreicht, Erde unter den Füßen gewonnen und sich auf den rettenden Strand gezogen. Ja, er erinnerte sich!

„Nichts habe ich vergessen", sagte er mild. „Aber die Zeit ist weiter gelaufen. Für uns alle."

„Es war wie im Film", flüsterte Judith.

„Wir sind zurück im Leben."

„Das Leben ist abscheulich!"

Georg winkte ab:

„Nein! Das Leben ist schön. Du musst es nur annehmen."

Judith lächelte vielsagend.

„Weiß Laura von uns?", fragte sie lauernd.

Ein eisiger Wind vertrieb jeden Gedanken an die lauwarme Sommernacht mit all ihrem Zauber. Georg richtete sich im Stuhl auf. Er war nicht im Geringsten mehr müde.

„Nein! Warum sollte sie?"

„Und wenn sie davon erführe?"

Georg war plötzlich nicht nur hellwach. Er war alarmiert. Es drohte Gefahr.

„Judith! Wir waren vor langer Zeit zusammen. Menschen haben ihre Vergangenheit. Auch ich. Laura weiß das. Sie würde verstehen."

Würde sie, fragte sich Georg? Eine Affäre mit der Tochter seines Freundes! Mit seinem Patenkind! Auch wenn es nur einmal gewesen war. Judith hatte auf seinen Armen geturnt. Er hatte ihr Teddybären geschenkt und ihr kindliches Vertrauen genossen. In einer einzigen Nacht hatte er das zerstört, weil er schwach geworden war, weil er eine Grenze überschritten, ein Tabu gebrochen hatte. Nein, Laura würde das nicht verstehen!

Und Judith? Sie hatte ihm Liebe geschenkt. Er hatte sie nicht erwidert. Für ihn war es Abenteuer, Lust auf Neues gewesen. Die Jagd, nicht die Beute, hatte ihn gereizt. Ihren Körper hatte er nicht missbraucht, den hatte sie angeboten. Aber ihre Seele, die noch unverbraucht und jung gewesen war. Wie sehr bereute er, was er getan hatte.

Laura war anders als Judith. Sie bot sich nicht an. Sie gab sich nicht auf. Sie blieb sie selbst, in jeder Situation. Deswegen war sie seine Frau geworden, sein Haus, sein Ziel. Er war angekommen. Alle anderen waren nur Durchgangsstationen gewesen. Wollte Judith sein Haus erschüttern?

„Lass Laura aus dem Spiel!" Georg suchte nach Worten. „Versuche nicht, mich in die Enge zu treiben. Das gelingt dir nicht. Du warst großjährig. Es entwickelte sich wie von selbst. Ich habe keine Gewalt angewandt."

Da war der Fehler! Das Wort „Gewalt" hätte nicht fallen dürfen. Er wusste es in dem Moment, als es über seine Lippen kam.

Sofort nahm Judith den Ball auf, den er ihr leichtfertig zugespielt hatte:

„Ich könnte aber behaupten, du habest mir Gewalt angetan. Und dann?"

Sie hatte den Finger am Abzug einer Waffe. Sie zielte auf sein Herz. Würde sie abdrücken, diese teuflische Idee lostreten? Hatte sie den Mut? Hatte sie den Hass? Die Hassliebe? „Gewalt" hieß Vergewaltigung. Öffentlich ausgesprochen war das sein Ruin. Leugnen half da wenig. Selbst der Freispruch eines Gerichts würde ihn nicht reinwaschen. Geworfener Dreck klebte, und wenn es nur die Reste waren. An Laura mochte er gar nicht denken. Sie würde ihn verachten, sich vermutlich trennen. In der Gesellschaft würde er untragbar sein, erst recht als Klinikchef. Er würde kündigen müssen, um einem Rausschmiss zuvorzukommen.

Judith würde er auf diese Talfahrt mitnehmen. Nicht nur, weil es unvermeidbar war. Nein! Sie sollte ihn nicht ungestraft ruinieren. Eine unbändige Wut ergriff ihn. Am liebsten hätte er sie verdroschen. Für einen Mann mit anderer Mentalität wäre das ein Grund, zu morden. Es kostete ihn ungeheure Mühe, ruhig zu bleiben.

„Judith", mit seidenweicher Stimme versuchte er, den Kloß in seinem Hals zu verbergen. „Du tust oder lässt, was du für richtig hältst. Du bist erwachsen. Zu behaupten, ich habe dir Gewalt angetan, wäre frei erfunden. Eine glatte Lüge. Das weißt du. Wenn der Stein einmal rollt, trifft er nicht nur mich, auch dich. Wäge ab, ob es sich lohnt. Ich werde mich wehren, ohne Rücksicht auf dich. Du wirst dastehen als eine Abservierte, die nicht verlieren kann, nicht loslassen will und sich wie ein Schulmädchen mit Lügen für nicht erwiderte Liebe rächt."

Judith war blutrot im Gesicht geworden. Der Schlag saß! Das war gut! Ob sie zornig war? Ob es sie reute, zu weit gegangen zu sein?

„Vater würde mir und nicht dir glauben", giftete sie triumphierend.

„Da irrst du! Gerade dein Vater würde anders reagieren! Wir sind so lange und so gut befreundet. Er kennt mich zu genau. Er würde mir diese Tat niemals zutrauen. Er wäre entsetzt über deine Anschuldigung. Er würde dir das nie verzeihen! Willst du das erreichen?"

Georg machte eine Pause. Er musste sie überzeugen. Musste alle Register ziehen, um sie von dieser Wahnsinnstat abzuhalten:

„Du bist jung, Judith. Du bist hübsch und kommst aus einer angesehenen Familie. Alle Türen stehen dir offen für eine erfolgreiche, berufliche Laufbahn als Ärztin. Du kannst eine gute Partie machen. Jede Familie nimmt dich mit offenen Armen auf. Ein solches Kapital verspielt man nicht. Ein Prozess besudelt deinen Namen. Sage nicht, eines Tages wird es vergessen sein. Die Gesellschaft vergisst nicht. Nicht, wenn es um eine junge Frau wie dich aus einer geachteten Familie geht. Krankenhäuser werden dich nicht einstellen, mit einem Skandal belastet. Du bist nicht berechenbar. Du bist stigmatisiert. Eine Mutter wird ihrem Sohn raten: Jede, nur nicht die!

Oder glaubst du, sie sähe kein Risiko für ihren Sohn? Ja, du wärest ein Risiko!“

Judith hielt den Kopf gesenkt. Was mochte in ihr vorgehen? Wankte sie? Konnte sie endlich loslassen, was ihr nie gehört hatte? Sah sie sich? Hatte er gewonnen?

„Die Zukunft wegschmeißen für nur eine Nacht, die nicht hätte sein dürfen?“

Georg sah sie beschwörend an:

„ Du willst doch nicht ohne Not, ohne zwingenden Grund in den Abgrund springen! Und noch eines: Dich selbst zu zerstören, das bin ich nicht wert!“

Sven

Lauras Sohn wurde Sven genannt. Georg schien sein Soll erfüllt zu haben: Er hatte ein Haus gebaut, einen Baum gepflanzt und einen Sohn gezeugt. In den ersten Monaten betrachtete Georg ihn aus einer gewissen Entfernung. Denn Windeln und Speien nach einer Mahlzeit störten sein Feingefühl. Erst als Sven auf seinen Beinen stand und „Papa" gurgelte, nahm er ihn vollends als sein Kind an. Jetzt konnte er ihn an sich drücken und mit ihm Flieger spielen. Wenn Sven dann vor Vergnügen kreischte, hatte Georg einen Riesenspaß. Zu dieser Zeit war die Verbindung zwischen Vater und Sohn fest und innig, wie sie nicht bleiben sollte.

Schon früh war Sven versessen auf Bälle. Laura staunte, wie geschickt und geduldig er versuchte, den Ball auf seinem Kopf, dem Arm oder den hochgestreckten Fußsohlen zu balancieren. Dabei ging es keineswegs nur ruhig zu. Sven warf den Ball oft übermütig in die Luft oder trat ihn schreiend durchs Haus. Natürlich gab es Scherben. Teller, Gläser, Lampen, sogar Fensterscheiben gingen zu Bruch. Bis Georg der Kragen platzte. Es gab Geschrei, Schelte, Verbote. Der Ball kam weg. Doch wenn Sven ohne sein Lieblingsspielzeug war, warf er sich trotzig auf den Boden und hämmerte mit den Fäusten um sich.

„Mein Ball!", jammerte er.

„Hör sofort auf damit!", schrie Georg ihn an. Und zu Laura:

„Du bist zu lasch! Die Wutausbrüche dürfen wir ihm nicht durchgehen lassen. Sperr ihn ein oder versohl ihm seinen kleinen Hintern. Was ziehen wir uns da groß!"

„Sven wird nicht eingesperrt und nicht geschlagen! Was bist du für ein Vater!"

Wie eine Löwin stellte sich Laura vor ihren Sohn.

„Er muss auf andere Gedanken kommen. Zerdeppert ist genug!"

„Aber mit fünf Jahren muss er noch kein Wissenschaftler sein!", hielt Laura dagegen.

Auf Umwegen versuchte sie, Sven zu anderen Dingen anzuregen. Sie baute und bastelte mit ihm. Sie sang oder las vor. Aber als nichts den Ball schlug, streckte sie die Waffen und ließ ihn gewähren. Irgendwann würde er entdecken, dass die Welt noch vieles für ihn bereit hielt. So fixierte Sven sich weiter hartnäckig auf den Ball, während Georg sich darin festfraß, dem Spiel ein Ende zu bereiten, damit sein Kind nicht verblödete, wie er glaubte. Er kaufte Bücher über Tiere und Pflanzen und knallte sie vor Laura auf den Tisch.

„Da!", donnerte er seine Frau an. „Vielleicht tun sie deinem Kochlöffelverstand auch gut!"

„Deine Blasiertheit fällt dir wohl gar nicht mehr auf."

Am liebsten hätte Laura um sich geschlagen oder aufgeschrien.

Georgs abfällige Bemerkungen trieben die Stimmung zwischen ihnen auf den Nullpunkt. Die Stunden und Tage danach litten darunter. Der Abschied am Morgen fiel knapp aus, die Begrüßung am Abend ebenso. Der Ton war bissig geworden. Oft war Laura des Morgens froh, wenn Georg zur Klinik fuhr, und er war froh, seiner Familie den Rücken zu kehren. Sie flohen einander, weil sie keinen gemeinsamen Nenner in der Erziehung ihres Sohnes fanden. Jeder zog sich in sich zurück. Nicht nur im Winter gab es Eis.

Brennend gerne hätte Laura mit Georg über ihre berufliche Zukunft gesprochen. Den Wunsch, als Ärztin zu arbeiten, hatte sie nie aufgegeben. Im Gegenteil. Je kritischer ihr Verhältnis zu Georg wurde, desto stärker wuchs ihr Traum. Träume waren nicht selten Fluchtorte. Sie nährten sich oft aus Kummer. Gab es deswegen so viele Träume? Am Anfang ihrer Ehe hatte Georg versprochen, sie bei ihrem Berufswunsch zu unterstützen. Jetzt war es sinnlos, ihn daran zu erinnern. Er würde poltern, blockieren, ihren Weg verbauen.

Sie brauchte jemanden zum Reden. Sie brauchte den Rat eines Freundes. Früher hatte sie alles mit ihrem Vater besprochen, ausgenommen ihre Entscheidung, Georg zu heiraten. Sein Rat war immer gut und umsetzbar gewesen. Aber inzwischen war er gealtert und starrsinnig geworden. Und Georg war ein heikler Punkt zwischen ihnen geblieben.

„Ich habe immer gesagt, dass diese Verbindung dir kein Glück bringt. Aber du wolltest ja nicht hören!"

Richtig! Das wollte sie nicht hören, weder damals noch heute. Dabei wusste sie durchaus, dass der Altersunterschied eine entscheidende Rolle bei ihren Differenzen spielte. Die antiautoritäre Erziehung war eine Strömung der Zeit. Mochte sie nun gut oder schlecht sein, Georg konnte sich nicht mit ihr anfreunden. Er hielt fest an dem, was er kannte. Früher war ohnehin alles besser gewesen.

Leon musste her! Er war nicht nur Georgs, sondern auch ihr Freund. Eine Einladung, auf der sie ihn traf, bot Gelegenheit. Als er in seiner herzlichen Art Laura zur Begrüßung umarmte, flüsterte sie leise an seinem Ohr:

„SOS!"

„Oh!", reagierte er erstaunt. „Gleich!"

Wenig später gesellte er sich zu ihr. Sie gingen in den Garten, wo sie vor neugierigen Lauschern sicher waren, und setzten sich auf eine kleine Bank am Rosenbeet.

„Sieh dir den Himmel an", staunte Leon. „Voller Sterne. Schöner kann er nicht sein."

„Ich hatte bei der Studienwahl Interesse an Astrologie. Aber dann hat die Medizin gesiegt."

„Das war vernünftig."

Leon schwieg eine Weile, bevor er fragte:

„Wo brennt es? Schieß los!"

Aus Lauras Mund sprudelte es. Sie sprach über Svens Versessenheit auf Bälle, über Georgs Zorn darüber, ihre unterschiedliche Auffassung von Erziehung und die Kälte, die sich zwischen ihnen breitgemacht hatte.

„Wir haben uns voneinander entfernt und finden nicht zurück."

So konnte sie nur mit Leon sprechen.

„Das war viel auf einmal", sagte er nach einer Pause. „Ich dachte immer, du hast alles fest in der Hand."

Laura breitete ihre Handflächen ratlos vor ihm aus:

„Es ist zerronnen.“

Er nahm ihre Hände in seine. Diese Geste eines Freundes wärmte sie.

„Vielleicht erwartest du zu viel vom Leben, von Georg und von dir selbst. Auf den ersten Blick bist du zu beneiden. Du hast einen angesehenen Mann, einen kleinen Sohn, ein großes Haus und finanziellen Spielraum.“

„Ich hab zu essen, zu trinken und den Schrank voller Klamotten. Ist das wichtig?“

„Das fragt der, der es hat!“

„Mein brennendster Wunsch ist offen.“

„Ich weiß. Aber das ist immer so. Je länger ein Wunsch unerfüllt bleibt, desto brennender wird er. Wünsche nisten sich nicht nur im Hirn ein. Sie sitzen überall, unter der Haut, im Gaumen und im Gedärm, transportiert von der Pumpe. Sie können dich beherrschen wie süßes Gift.“

„Kennst du das Gefühl?“

„Natürlich!“

„Ich stehe in Georgs Schatten. Mein Beruf ist: Frau des Professors zu sein. Das passt mir nicht. Ich möchte als Ärztin Verantwortung übernehmen. Ich brauche eine Aufgabe, Anerkennung, Kontakte. Ich suche keine Beschäftigung. Bügeln, Waschen, Kochen! Weißt du, wie mich das ankotzt?“

„Ich verstehe dich. Sehr gut sogar. Wer wie du diesen starken Drang nach vorn verspürt, der kommt zum Ziel. Du wirst an Georg vorbeiziehen, irgendwann. Er wird dich nicht aufhalten, kleine Löwin. Er wird es nicht einmal versuchen. Weil er weiß, dass er es nicht schafft. Ob du dann zufrieden bist, ist eine andere Sache. Es gibt immer noch etwas zu gewinnen.“

Leon stockte nachdenklich.

„Und vergiss nicht: Niemand hat alles. Aber keiner steht mit ganz leeren Händen da. Aus dem, was du mitbekommen hast, das Beste zu machen, ist die Kunst des Lebens, und vielleicht das Ziel überhaupt. Talent verpflichtet. Je höher du angesiedelt bist, desto größer ist die Verantwortung denen gegenüber, die arm sind, nicht besser können, die keine Chance haben. Verstehst du? Besitz verpflichtet, nicht nur der im Geldbeutel! Eines Tages werden wir Rechenschaft geben müssen, über das, was wir mit unserer Mitgift getan oder unterlassen haben."

„Bist du gläubig?"

„Ja! Aber die Amtskirche, die katholische, geht an mir vorbei. Mit ihr will ich nichts zu tun haben."

„Wegen der Kirchensteuer?"

„Nein. Die tut mir nicht weh. Aber ich akzeptiere keine Kirche, die ihr Ansehen über geltendes Recht stellt, um Macht zu erhalten. Ich lehne starrsinnige, alte Männer ab, die Frauen ins zweite Glied rücken, die nur Änderungen wie Kröten schlucken, wenn der Druck von außen zu stark wird."

Beide schwiegen, hingen ihren Gedanken nach.

„Laura! Damit du nicht unvorbereitet bist: Je höher du steigst, desto einsamer wirst du sein. Auf der Leiter des Erfolgs bleiben andere hängen. Ihnen geht nach wenigen Sprossen die Luft aus. Sie können oder sie wollen nicht mehr. Klettern ist oft zu anstrengend. Oben stehst du dann alleine. Und Einsamkeit ist kühl."

„Das weißt du, weil du da oben bist, nicht wahr?"

„Ja!"

Laura nippte an ihrem Glas:

„Du kannst stolz sein auf das, was du erreicht hast.“

„Zufrieden! Nicht stolz. Die Voraussetzung haben meine Eltern geliefert.“

„Du hast mitgemacht, gearbeitet. Das ist dein Verdienst.“

„Mitmachen zu können, wird über Gene vermittelt.“

“Und was ist mit deiner Leistung? Nur ein Produkt gelieferter Bausteine? Nichts also?“

„Nichts, um stolz zu sein. Viel aber, um dankbar zu sein.“

Laura schwieg eine Weile versonnen.

„Es ist schön, sich mit dir zu unterhalten. Vieles ist klarer geworden. Ich werde nicht in die falsche Richtung laufen.“

„Geh deinen Weg, Laura. Du bist ohnehin nicht aufzuhalten. Warte auf den günstigen Augenblick, den Startschuss. Wenn du mich brauchst, ich werde immer an deiner Seite sein.“

Überlebt

Auf der A4 in Richtung Köln herrschte dichter Verkehr. Laura kam von einem Klassentreffen in Untereschbach. Bei einer früheren Mitschülerin, die dort eine Apotheke betrieb, hatten sie sich zu einem Kaffeeklatsch getroffen.

Provozierend grell und schräg stach die Sonne durch die Windschutzscheibe. Laura klappte die Blende herunter und suchte einen Sender, um Nachrichten zu hören. Plötzlich wurde der Wagen mit Wucht nach rechts gerissen, als habe jemand ins Steuer gegriffen. Sie schrie laut auf und trat instinktiv auf die Bremse. Mit beiden Händen versuchte sie, geradeaus zu steuern. Die Reifen quietschten. Das Auto schlingerte. Es drohte zu kippen. Laura hing mit all ihrer Kraft im Steuer und versuchte den Wagen auf der Fahrbahn zu halten. Dann ein ruckartiger Stopp. Blech krachte. Ihr Kopf schlug hart auf. Alles verschwamm zu einem milchig trüben Einerlei. In merkwürdiger Helle erschien Svens kleines Gesicht. Wimmerte er? Geräusche aus der Ferne rückten näher. Es rauschte und klopfte in ihrem Kopf. War es im Kopf? Kam es aus dem Nebel von draußen? Ein Faustschlag neben ihrem Ohr ließ sie zusammenzucken.

„Aufmachen!", rief ein Mann. „Aufmachen!"

Der milchige Vorhang riss. Der Nebel lichtete sich. Laura sah in ein unbekanntes Gesicht, das durchs Seitenfenster starrte. Sie entriegelte den Wagen und stieß die Tür auf. Sie wunderte sich, wie kraftlos sie war. Der Fremde ergriff ihre schlaffen Arme und zog sie ins Freie.

„Endlich!", stöhnte er. „Es war aber auch Zeit!"

Die frische Luft musste es sein. Wie falsch gestapeltes Holz klappte Laura in sich zusammen und sackte zu Boden. Aber ich lebe, dachte sie im Fallen. Was auch immer passiert ist: Ich lebe!

„Na, alles in Ordnung? Hören sie mich?"

Die Stimme kam von weit her, obschon der Fragende neben ihr stand.

„Was war los?"

„Der Reifen vorne rechts ist weggeplatzt. Ich fuhr hinter ihnen. Ein Fetzen Gummi flog durch die Luft und ihr Auto begann zu schlingern."

Laura zog sich am Arm des Fremden hoch.

„Danke für ihre Hilfe."

Der Wagen war schwer beschädigt: der Reifen platt, Stoßstange und Kotflügel zerquetscht, die Kühlerhaube nach oben gebogen.

„Trotzdem", bemerkte der Mann. „Sie haben Glück gehabt. Der Wagen hätte sich überschlagen können. Dann wären sie tot."

„Mein Schutzengel war zur Stelle."

Laura dachte an ihre Großmutter. Als sie noch sehr klein war, hatte sie erzählt:

„Am Horizont, dort wo Himmel und Erde zusammengenäht sind, gibt es Schlupflöcher, durch die Schutzengel fliegen, um Menschen in Not zu helfen."

Laura hatte zu keiner Zeit aufgehört, an den Schutzengel an ihrer Seite zu glauben. Großmutter hatte Recht gehabt.

„Ihre Wunde am Kopf müssen sie einem Arzt zeigen. Schwindlig? Übel?"

Laura winkte ab.

„Schon gut!"

Der Fremde rief den ADAC und wartete, bis der gelbe Wagen eintraf. Dann verabschiedete er sich. Laura winkte ihm matt nach. Abschleppen, Werkstatt, Leihwagen, alles Routine für den ADAC.

Danach fuhr Laura zu Georg in die Klinik. Unverhofft stand sie vor ihm, blass, mit Beule und Platzwunde an der Stirn.

„Mein Gott, was ist denn passiert?"

Er schloss sie mit all ihrer Hilflosigkeit in die Arme. Laura war froh, sich anlehnen zu können. Wie einsam mussten die sein, die kein Arm auffing.

„Es wird alles gut, mein Liebling. Du lebst! Die kleine Wunde am Kopf muss nicht einmal genäht werden. Aber der Riesenschreck, den du mir eingejagt hast, reicht für alle Zeit."

Zwei Wochen später. Laura war unterwegs auf der A57 in Richtung Stommelerbusch. Sie wollte zum Golfplatz. Schon kurz nach dem Anfahren hatte sie festgestellt, dass es schwierig war, ihr Fahrzeug in der Spur zu halten. Als sie auf der Autobahn die Geschwindigkeit steigerte, drohte der Wagen seitlich auszubrechen. Auf einmal stand der Unfall mit dem geplatzten Reifen vor ihren Augen. Rasende Angst befiel sie. Der Wagen war doch auf Georgs Drängen komplett in der Werkstatt überholt worden! Sie drosselte das Tempo auf 40 km/h. Unbeeindruckt vom Hupen und Kopfschütteln anderer Verkehrsteilnehmer - Frau am Steuer - kroch sie mit eingeschalteter Warnblinkanlage über den Seitenstreifen auf den

Parkplatz Weiler kurz vor der Ausfahrt Worringen. Als der Wagen stand, zitterte sie am ganzen Körper. Selbst ihre Zähne schlugen aufeinander. Mit weichen Knien umrundete sie ihr Fahrzeug, konnte aber nichts Verdächtiges feststellen. Reifen gleichmäßig mit Luft gefüllt, keine Schieflage des Wagens, kein Wasserdampf aus dem Kühler. Es roch weder nach Benzin noch nach verkohltem Gummi. Also Einbildung? Der geplatzte Reifen spuckte in ihrem Gehirn. Sie wagte nicht, weiterzufahren, und rief Georg über ihr Handy an.

„Du lässt den Wagen stehen!", sagte er eindringlich. Es klang wie ein Befehl.

„Auf keinen Fall fährst du weiter, nicht bevor der ADAC das Auto dort auf dem Parkplatz überprüft hat!"

„Aber…"

„Kein ‚Aber'. Ich lasse nicht mit mir reden. Ein Unfall genügt doch! Du hast einen kleinen Sohn. Und mich!"

Seit langem war ihm nicht mehr bewusst gewesen, wie sehr er Laura brauchte, wie viel sie ihm bedeutete, ja wie sehr er sie liebte, obschon die Stimmung zwischen ihnen in den letzten Monaten so frostig geworden war. Die Gefahr, in der sie gewesen war und in der sie sich vielleicht wieder befand, rüttelte ihn wach.

„Versprich mir, den Wagen nicht anzurühren!"

„Gut! Ich fahre nicht weiter."

Es tat ihr gut, Georg besorgt um sie zu wissen. Sie bedeutete ihm also doch noch viel. Das hatte sie in letzter Zeit oft bezweifelt.

Der Mechaniker des ADAC war wenig später zur Stelle. Prüfend ging er um den Wagen herum, legte sich darunter und bestätigte zunächst Lauras Feststellung: Nichts Verdächtiges. Dann testete er das Fahrzeug, indem er mehrfach vor- und zurückfuhr. Jetzt machte er ein bedenkliches Gesicht:

„Er schlenkert. Nicht viel, aber eindeutig. Als seien Räder locker."

„Was? Er kommt gerade aus der Werkstatt!"

Unbeeindruckt von Lauras Einspruch nahm er alle Radkappen ab.

„Scheiße!", fluchte er.

An jedem Reifen fehlte eine Schraube. Die Übrigen saßen locker.

Der Wagen wurde in die Werkstatt eingefahren, die ihn nach dem ersten Unfall überholt hatte. Dort kam es zum Tumult. Jeder bestritt jede Schuld. Auch Georg, den Laura hinzu gerufen hatte, wurde laut. Nach heftigen Worten und gegenseitigen Anschuldigungen fiel das Zauberwort: Gutachter! Das konnte die Lösung sein. Die Werkstatt wollte Entlastung. Georg und Laura brauchten Klarheit, was mit dem Wagen geschehen war.

Zwei Wochen später lag das Gutachten der DEKRA vor. Schockierend hieß es:

Es handelt sich weder um einen Materialfehler noch um eine Materialermüdung. Die Schrauben wurden manuell gelöst. Kratzspuren deuten auf unsachgemäßes Vorgehen mit nicht passendem Werkzeug hin. Eine anschließende Überprüfung des glücklicherweise noch nicht entsorgten Reifens, der beim vorangegangenen Unfall geplatzt war, hat ergeben, dass dieser einen Stichdefekt aufweist. Ursache des Defektes könnte ein Messerstich sein. In beiden Fällen ist davon auszugehen, dass in offensichtlich krimineller Absicht das Fahrzeug von einem Fachunkundigen manipuliert worden ist.

Professor Petri stellte Strafanzeige gegen Unbekannt. Tief im Inneren hatte er zwar einen dunklen Verdacht, konnte ihn aber nicht konkretisieren.

Die Polizei stellte Fragen, um den Hintergrund des Anschlags zu klären. Denn von einem Anschlag war auszugehen.

„Feinde, Frau Dr. Petri?"

„Keine!", entgegnete Petri an Stelle seiner Frau. „Sie gibt niemandem Anlass, ihr feindlich gesinnt zu sein."

„Streitereien, Neid, Auseinandersetzungen irgendeiner, vielleicht unwesentlicher Art, im Umkreis von Freunden, Verwandten, Nachbarn?"

Beide winkten ab:

„Ausgeschlossen!"

„Und bei ihnen, Herr Professor? Neider? Kollegen? Personal?"

Petri überlegte, bevor er antwortete:

„Eine Klinik ist ein großer Apparat. Nie ist es jedem Recht zu machen. Es kommt zwangsläufig auch zu Ärger, Abmahnungen, auch zu Kündigungen. Auf Lebenszeit kann ich weder jeden Bewerber einstellen, noch jedem Mitarbeiter den Arbeitsplatz garantieren. Das löst zuweilen Frust und Unzufriedenheit aus. Aber alle Entscheidungen tragen mehrere Schultern. Ich arbeite stets mit Verwaltungsrat und Personalrat zusammen. Um

Härten zu vermeiden, bemühen wir uns, jeder Situation einvernehmlich, versöhnlich und vor allem sozial verträglich gerecht zu werden. Ich kann mir also nicht vorstellen, jemandem Anlass gegeben zu haben, einen Anschlag auszuüben, schon gar nicht auf meine Frau.“

Der Schrei

Judiths Kostüm war schiefergrau wie ihre Augen. Sie sah starr durch Georg hindurch, als stünde er nicht vor ihr. Es hatte keinen Kuss zur Begrüßung gegeben, nur einen kühlen Händedruck aus merklicher Entfernung. Wenn Georg angenommen hatte, Judith zerknirscht vor sich zu sehen, so hatte er sich geirrt. Zugeknöpft saß sie vor ihm. Kalt, als flösse Fischblut durch ihre Adern. Ein Wunder, dass sie überhaupt seiner Aufforderung gefolgt war, ihn in der Klinik aufzusuchen.

Er wollte ruhig und sachlich bleiben. Sonst würde er Judiths Starrsinn nicht durchbrechen können. Seine düsteren Ahnungen hatten ihn nicht mehr losgelassen. Da das Gutachten von einem Anschlag ausging, war er mehrfach alle Personen in seinem beruflichen wie privaten Umfeld ohne Ausnahme durchgegangen, mit denen er auch nur im Entferntesten in Kontakt stand. Er war schließlich auf Judith gestoßen, wenn er sie auch einer solchen Tat nicht für fähig hielt. Jetzt wollte er Klarheit. Nur Judith selbst wusste die Wahrheit. Würde sie reden? War sie es? War sie es nicht? Wenn nicht, würde er jeden einbestellen, der ihm jemals über den Weg gelaufen war.

Angenommen, Judith hatte Lauras Auto manipuliert: Warum in aller Welt hatte sie das getan? Was sie auch sagen oder gestehen würde, zu richten hatte er nicht. Dafür gab es andere. Doch er musste klären, aus welcher Ecke Gefahr drohte. Sonst würden er und Laura in ständiger Angst leben müssen.

„Schön, dass du gekommen bist, Judith," begann Georg. „Ich will keine Zeit verschwenden und nicht um das Thema herumreden. Ich frage dich einfach ganz direkt und bitte dich, ehrlich zu antworten: Hast du an Lauras Auto hantiert?"

Judith antwortete nicht. Sie saß wie versteinert vor ihm. Weder Haltung noch Ausdruck verrieten, was in ihr vorging.

„Du hast also!"

Auch jetzt keine Reaktion. Sie gab nicht zu, sie wehrte nicht ab. Für Georg war das ein Eingeständnis. Wer so schwerwiegend und eventuell unbegründet angeschuldigt wird, würde sich wehren. Das würde niemand wortlos auf sich sitzen lassen.

„Weißt du eigentlich, dass du einen Mordanschlag verübt hast? Was hat Laura dir getan?"

„Sie hat dich bekommen!"

Georg starrte sie an.

„Ist das ein Grund für eine solche Tat? Laura könnte tot sein. Ist dir das egal? Sie hat einen kleinen Sohn. Beide sind völlig unschuldig. Warum hast du mich nicht aufs Korn genommen?"

„Ich liebe dich doch!", flüsterte sie weich.

Georg sprang auf. Er hatte geglaubt, Judith zu kennen. Doch er hatte sich geirrt. Es war nur eine Nacht, die ihn mit ihr verband, eine Stundenaffäre, wie in einem schlechten Film, fast zu konstruiert, um wahr zu sein. Ungeplant, mehr Zufall: die Gelegenheit, die Bereitschaft, die Lust. Für ihn war das Ende der Stunde, das Ende der Affäre gewesen. Aber Judith hatte nicht abspringen wollen, vielleicht auch nicht abspringen können. Sie hatte Abenteuer und Liebe gleichgesetzt. Sie war noch zu unerfahren gewesen, um zu wissen, dass es verschiedene Sorten von Beziehungen gab. Was er locker angegangen war, hatte ihren Lebensnerv berührt. Das musste zwangsläufig fatal enden.

„Ich dachte", Georg zwang sich zur Ruhe, „unsere letzte Unterhaltung hätte zwischen uns Klarheit geschaffen. Das ist wohl nicht der Fall. Glaube mir, Liebe ist nicht so, wie du sie siehst und praktizierst. Liebe kann verzichten, verlieren, aufgeben, begleitet sanft, bleibt abwartend im Hintergrund. Liebe schlägt nicht kaputt. Sie fordert nicht. Sie rächt sich nicht. Sie stiehlt auch nicht, was anderen gehört, erzwingt und erpresst nicht. Du zerstörst blindlings, wütest herum. Du würdest töten und nennst es Liebe."

Es breitete sich Schweigen zwischen ihnen aus, das beredter als Worte war. Es lag schwer und düster im Raum und raubte die Luft zum Atmen. Georgs Gedanken liefen den Weg zurück, den er gegangen war. Ein Weg mit vielen Fehlern. Er konnte Judiths Gefühle nachempfinden, weil er wusste, wie schwer es war, loszulassen, was man festhalten wollte. Erst die Zeit lehrte: Loslassen gehört zum Leben. Immerzu gab es etwas, das losgelassen werden musste. Ein Kommen und Gehen. Und immer wieder ein Abschied. Liebe war ein Teil davon.

Georg setzte sich hinter seinen Schreibtisch und fühlte sich von Judith weiter entfernt denn je. Sie hatte sich mit der Tat unwiderruflich abgesetzt.

„Du bist blind vor Eifersucht, Judith. Das ist eine Krankheit, die dringend behandelt werden muss.

Als Ärztin kennst du genügend Therapeuten. Nach einer Therapie solltest du ins Ausland gehen, um endgültig Abstand zu gewinnen. Du sprichst Englisch und Französisch. Es wird für dich nicht schwierig sein, eine Stelle zu finden. Diese Schritte werden dir helfen. Du musst raus aus dem Teufelskreis. Sonst machst du dich und andere unglücklich."

Judith saß vor ihm, den Blick gesenkt, die Hände verkrampft. Ihre drohende Haltung ließ Schlimmes befürchten. Aber plötzlich sackte ihr Widerstand in sich zusammen, ohne dass sie einen Laut von sich gab. Würde sie doch endlich reden. Nahm sie seine Worte an? Erreichte er sie überhaupt?

Eindringlich sprach er weiter:

„Nur wenn du bereit bist, auf meine Vorschläge einzugehen, wenn du dir helfen lässt, zeige ich dich nicht an. Vielleicht mache ich mich damit selbst strafbar. Aber ich gehe das Risiko ein. Du weißt, was für dich auf dem Spiel steht: Eine Anklage wegen versuchten Mordes. Du würdest einsitzen. Ich kann mir nicht vorstellen, dass die Strafe zur Bewährung ausgesetzt wird. Wie konntest du dich nur so verrennen!"

Judith hob den Kopf. Sie war ungewöhnlich bleich. Aber ihre Augen blieben trocken.

„Wenn du mich davonkommen lässt, dann tust du das auch für dich, oder?"

Er durfte keinen Fehler machen, ihr keine Munition für weitere Angriffe liefern.

„Auch!", sagte er abwägend. „Hauptsächlich tue ich es aber für dich. Ich möchte dir nicht die Zukunft verbauen. Und: Deine Eltern würden an dem

Skandal zerbrechen. Es gibt also mehrere Gründe!"

Judith sah ihn traurig an. Sie hatte verstanden. Knast oder Gehorsam. Ihre ganze Zukunft hatte sie in die Waagschale geworfen. Georg hatte sie in der Hand, ohne ihr eine Wahl zu lassen. Sie musste seine Bedingungen erfüllen, so weh es auch tat.

„Aber...", begann sie noch einmal.

„Judith! Kein weiteres Wort! Es ist alles gesagt. Es gibt nichts, das hinzugefügt werden müsste."

Als sich die Tür hinter Judith geschlossen hatte, trat Georg mit trübem Blick ans Fenster und drückte seine erhitzte Stirn gegen die kühle Scheibe. Ein Blatt segelte vorbei, schwebte kurz vor seinen Augen, wirbelte anmutig und ahnungslos hin und her. Er sah ihm zu und es stimmte ihn traurig. Es erinnerte ihn an die Vergänglichkeit, an alles, was er bereits verloren hatte.

In diesem Moment gellte ein langgezogener Schrei durchs Haus, bohrte sich vom Flur, unter Georgs Tür hindurch, tief unter seine Haut. Er schloss die Augen und presste die Hände zusammen. Draußen hörte er schnelle Schritte und laute Stimmen. Türen fielen krachend ins Schloss. Die Luft vibrierte, als sei sie elektrisch geladen. Bis endlich Ruhe herrschte.

Georg hatte sich nicht vom Fleck gerührt. Er hatte fast zu atmen vergessen. Als er die Augen öffnete, war die Welt grauer geworden. Er suchte das Blatt. Es war davongesegelt, hatte seinen Tanz beendet und ihn verlassen. Jemand stieß die Tür auf. So unverhofft, dass er erschrocken zusammenzuckte. Seine Sekretärin stand vor ihm. Völlig außer Fassung:

„Haben sie den Schrei gehört, Herr Professor?"

„Ja, hab ich. Weiß man, wer es war?"

„Eben nicht! Keiner will es gewesen sein. Wir haben Patienten und Besucher gefragt. Alle haben es gehört, aber keiner weiß, woher der Aufschrei kam. So ein Irrsinn! Als sei jemand angefallen worden. Aber wo ist das Opfer? Wo der Täter? Können sie sich das erklären?"

Georg atmete durch:

„Nein, überhaupt nicht."

Gut, dass es so ist, dachte er. Gut, dass niemand ahnt, wer geschrien hat. Er fühlte sich plötzlich elend wie selten zuvor. Seine Sekretärin sah ihn besorgt an:

„Sie sehen krank aus, Herr Professor. Setzen sie sich lieber. Soll ich ihnen etwas bringen? Einen Tee aufgießen? Oder gehen sie besser nach Hause und legen sich hin?"

Zusammenbruch

Sehr viel früher als üblich kam Georg nach Hause. Das Gespräch mit Judith hatte ihm alle Kraft geraubt. Er sah grau aus, klein und gebeugt. Erschrocken ging Laura auf ihn zu.

„So früh, Georg. Du siehst abgespannt aus. Du bist doch nicht krank? Oder gab es Ärger?"

Er hing seine Jacke an einen Haken und küsste Laura flüchtig.

„Ja, gab es", meinte er matt. „Auch Arbeit, wie immer."

Dann nahm er Sven auf den Arm:

„Na, junger Mann? Geht es dir gut? Warst du brav?"

Sven schlang die Arme um den Hals seines Vaters und drückte sein Gesicht fest an ihn. Doch plötzlich stieß er sich ab und kreischte voller Empörung:

„Pfui! Dein Kinn piekt wie ein Igel!"

Lachend ließ Georg ihn zu Boden gleiten.

„Neuigkeiten?", fragte er geistesabwesend.

Ohne eine Antwort abzuwarten, ging er in sein Arbeitszimmer und zog schweigend die Tür hinter sich zu.

Das Abendessen verlief ruhig, zu ruhig. Laura hatte sich abgewöhnt, nachzufragen, wenn er müde wirkte. Georg ließ sich ohnehin nicht dazu bewegen, zu reden, wenn er nicht wollte. Er aß an diesem Abend sehr wenig, trank aber mehrere Gläser Wein, was für ihn ungewöhnlich war. Er war nicht abstinent, aber äußerst diszipliniert.

„Es gibt viele Möglichkeiten, zu krepieren", meinte er, „warum soll ich ohne Not mit dem Gift aus der Flasche nachhelfen? Wer dem Tod entgegengeht, muss sich nicht wundern, wenn er ihm begegnet."

Als spätabends das Licht über ihrem Bett erlosch, senkte sich Stille herab. Nicht wie an anderen Abenden, leicht und erholsam, als Vorbote des Schlafs. Nein, schwer und drückend breitete sich Schweigen aus, als laste eine mit Spreu gefüllte Decke auf ihnen.

Spannung durch nicht gesprochene Worte drängte sich wie eine dritte Person zwischen sie und schob sie auseinander. Die Bettspalte weitete sich, klaffte wie eine Wunde. Laura spürte, wie Georg sich entfernte, immer weiter abrückte, obschon er sich keinen Zentimeter von der Stelle rührte. Sie streckte vorsichtig die Hand nach ihm aus, als wolle sie sich vergewissern, dass er noch da war. Sie fasste seine Hand und fragte leise:

„Schläfst du, Georg?"

Nach einer Weile kam die Antwort:

„Ich würde gern…", und wieder später, „…wenn ich könnte."

Laura schwieg und überlegte kurz. Dann richtete sie sich halb auf und beugte sich über ihn:

„Kann ich dir helfen Georg? Möchtest du mit mir reden?"

Die Stille blieb zunächst eine Antwort schuldig. Georg sprach selten über sich. Probleme löste er in der Einsamkeit seines verschlossenen Wesens. Er hatte die Stärke dazu. Doch an diesem Abend kam überraschend der Satz:

„Ich habe Fehler gemacht."

Das Eingeständnis war ungewöhnlich für ihn. Er musste unter großem Druck stehen.

„Jeder fehlt, Georg. Mancher erkennt es nicht, viele wollen es nicht erkennen. Keiner ist fehlerfrei. Wir sind doch nur Menschen."

„Du siehst das zu einfach. Jeder Fehler, mag er leicht oder entschuldbar sein, kann schwerwiegende Folgen haben."

„Du hast eine Haftpflichtversicherung. Nimm sie in Anspruch. Dafür ist sie da."

Die Dunkelheit verbarg Georgs müdes Lächeln.

„Darum geht es nicht."

„Aber Liebster, du weißt doch selbst, wie grundlos Patienten einen Arzt beschuldigen können. Genesen wird mit Hilfe des Himmels, gestorben mit der des Doktors."

„Ach, Laura!"

„Ist es nicht so? Was auch immer dich bedrückt, nimm es dir nicht so zu Herzen. Du bist ein hervorragender Arzt. Gewissenhaft machst du dir um jeden Fall Gedanken. Du forschst und bildest dich laufend fort, bei all deinem Wissen. Deine ganze Kraft und deinen Einsatz schenkst du den Patienten. Ich habe dich immer bewundert."

Wenn sie wüsste, wie weh ihm genau dieser Satz tat. Er vertiefte die Wunde, die schon geschlagen war.

„Laura, Liebling…"

Sie ließ ihn nicht zu Wort kommen:

„Nein, Georg, sprich nicht weiter. Du bist ein guter Arzt und ein guter Mensch, du…"

„Hör auf, Laura.", stöhnte er. „Das bin ich nicht."

„Georg, du steckst in einem tiefen Loch. Wahrscheinlich bist du völlig überarbeitet und wertest

Dinge einfach falsch. Gönn dir eine Pause. Du brauchst Abstand von deiner Arbeit. Niemand kann fortwährend wühlen wie du. Sollen wir verreisen?"

„Das werden wir", versprach er leise.

„Was auch ist, ich weiß ganz genau: Du hast immer, wie heißt es, nach bestem Wissen und Gewissen gehandelt."

Georgs Augen wurden feucht.

„Du hast immer an mich geglaubt, nicht wahr?"

„Natürlich, Georg. Zu jeder Zeit! Das wird auch weiterhin so sein. Ich weiß, du bist es wert."

Georg wälzte sich zu Laura hinüber, umfasste sie und drückte sein Gesicht schluchzend in ihr Haar:

„Laura! Ich habe dich nicht verdient."

Selbstbewusst

Georg kam auf das spätabendliche Gespräch mit Laura nicht wieder zurück. Wie üblich hatte er sich bereits am nächsten Morgen in die Höhle seines Inneren zurückgezogen. Abgehakt? Vergessen? Wenigstens schien es so. Laura nahm es wortlos hin. Sie kannte ihn. Er würde reden, wenn ihm danach zumute war.

Was auch immer ihn in eine vorübergehende, depressive Phase gedrückt hatte, es blieb unausgesprochen. Keiner war gegen ein plötzliches Tief gefeit. Vielleicht, so dachte Laura, hatten mehrere, an sich unwesentliche Dinge, sich in ihrer Summe so geballt, dass sie ihn in einem Moment der Verwundbarkeit in die Knie gezwungen hatten. Auch sein Alter mochte dazu beigetragen haben. Georg ging auf die Sechzig zu. Verschloss er auch die Augen vor dieser Tatsache, so forderten die zunehmenden Jahre dennoch ihren Tribut. Kraft und Stehvermögen ließen nach. Angriffe wehrten sich nicht mehr so leicht ab. Älterwerden war ein Gegner, der täglich ungefragt vor der Tür stand, ohne sich abweisen zu lassen, auch wenn man mit Golf und Heimtrainer versuchte, sich ihm entgegenzustemmen.

Während Georg den Sport zu seinem Diener machte, hielt sein Sohn es umgekehrt. Sven diente immer mehr dem Sport. Jede freie Stunde verbrachte er im Tennisclub Lese Grün Weiß oder auf dem Fußballplatz des 1. FC Köln.

„Du solltest deine Energie für die Schule aufhe-
ben," mahnte Georg, verärgert wie immer, wenn
es um Svens Sportbegeisterung ging.

„Ein guter Arzt benötigt Grundwissen."

„Ich werde kein Arzt, Papa. Niemals!"

„Natürlich wirst du! In unserer Familie ist es Tra-
dition, dass man Arzt wird."

„Ich möchte nicht täglich kranke Menschen um
mich haben. Ich kann kein Blut sehen und keine
Wunden. Ich hasse Krankenhäuser und deren
Geruch. Mach ruhig große Augen! Unser Trainer
meint: Wer sein Hobby zum Beruf machen kann,
der hat ein Glückslos gezogen. Wenn es einmal
so weit ist, werde ich Sport studieren."

„Sport ist kein Beruf. Sport treibt man nebenbei",
polterte Georg. „Du hast deinen Verstand doch
nicht geerbt, um ein Leben lang hinter Bällen her
zu rennen."

„Und? Du rennst mit deinem Stethoskop hinter
den Patienten her. Von Sport verstehst du nichts.
Deswegen redest du so abfällig daher. Sport
schult nicht nur den Körper. Er setzt geistige Arbeit voraus. Du musst denken, kombinieren, Situationen sofort erfassen und reagieren. Es gibt sogar Wissenschaftler, die Strategien entwickeln.
Dumme sind selten gute Sportler. Mir bescheinigt
jeder, der von Sport Ahnung hat, dass ich großes
Talent habe, sowohl für Fußball als auch für Tennis. Aus mir könne einmal ein guter Sportler, ein
Profi, werden."

Sven reckte sich stolz auf. Er zeigte nicht, wie
sehr sein Vater ihn gekränkt hatte.

Wie selbstbewusst er ist, dachte Georg. Er-
staunlich für sein jugendliches Alter. Natürlich

floss Lauras Blut in seinen Adern. Sie ließ sich auch nicht kleinreden. In diesem Moment war Georg stolz auf Sven, darauf, dass er sich durchzusetzen versuchte. Nur zeigen wollte er es nicht, um Svens Neigung nicht durch Lob zu bestärken. Sein Interesse für Medizin war noch nicht geweckt, so hoffte er. Eines Tages würde er doch in die Fußstapfen seines Vaters treten wollen. Da war er sich sicher. Lauras Einfluss war in dieser Hinsicht ganz entscheidend. Er musste mit ihr sprechen.

„Diese Vereine haben den Jungen völlig verdorben. Er hat immer noch nur seinen Sport im Kopf und hängt in jeder freien Minute auf dem Fußball- oder Tennisplatz. Ich hoffe, du siehst das ebenso und versuchst mit mir, ihn davon abzubringen."

Wenn er gedacht hatte, Laura würde ihm zustimmen, so hatte er sich gründlich geirrt. Nichts davon. Im Gegenteil.

„Sven hat keine Geschwister. Sportvereine bieten Kontakte, die das ausgleichen."

„Bietet die Schule nicht alles, was ein Kind braucht? Andere Jungen kommen auch ohne diesen Unsinn aus."

„Sport außerhalb der Schule ist kein Unsinn. Er unterstützt Gemeinschaftsgeist. Nicht jeder ist ein Einzelkämpfer wie du. Eine gesamte Mannschaft steht vor dem Gegner, verfolgt ein Ziel. Das verbindet, knüpft Freundschaften. Nur wenn sie zusammen stehen, einer an der Seite des anderen kämpft, wenn sie Rücksicht nehmen lernen, die Starken ihre Kräfte einbringen, die Schwachen einbinden, ihre Unvermögen abdecken, nur dann sind sie erfolgreich. In einer Gemeinschaft wird

Teamgeist geboren und gepflegt. Ich weiß es aus meiner aktiven Zeit im Hockey. Ohne Zusammenhalt bleibt eine Mannschaft auf der Strecke.“

Georg lachte und nahm seine Frau in die Arme:

„Mein Gott, Laura. Das war eine flammende Rede für den Sport. Wie soll ich da noch gegenhalten?“

„Eben! Selbst Hunde sollen miteinander spielen und balgen, damit sie soziales Verhalten erlernen.“

„Na, na! Der Vergleich geht mir zu weit. Hunde!“

„Ich möchte dich ja nur überzeugen. Wenn mir das nicht gelungen ist, dann gönn ihm einfach den Spaß. Den hat er doch!“

„Gute oder bessere Noten in Latein und Mathe gönn ich ihm auch!“

„Er ist bisher nicht hängen geblieben.“

„Na, Klasse! Wenn du damit zufrieden bist!“

„Bin ich!“

Georg machte eine wegwerfende Bewegung.

„Mütter und ihre Brut!“, sagte er. Aber es klang nicht böse.

Auf dünnem Eis

Leon und Isabell hatten ihren Besuch angesagt. Kurzfristig. Das allein schon war merkwürdig, plante Leon seine Termine doch so weit im Voraus und so engmaschig, dass kaum Luft für ein Intermezzo dazwischen blieb. Dringend, hatten sie angekündigt, ohne den Grund zu verraten. Auch das war merkwürdig und ließ nichts Gutes ahnen. Dementsprechend gespannt sahen Georg und Laura ihrem Besuch entgegen.

Nun standen sie in der Tür. Wenn sie sich auch locker zu geben bemühten, sie waren es nicht. Man kannte sich zu gut, um das verbergen zu können. Leon war blass, Isabell flattrig. Georg nahm ihre Mäntel entgegen und bat sie herein.

„Was trinken wir?", fragte er aufgeräumt. „Einen Weißen? Einen Roten? Oder lieber Sekt?"

„Für mich, bitte Wasser!", bat Isabell.

„Für mich auch!", schloss Laura sich an.

„Ich bevorzuge einen Weißen", meinte Leon.

Georg entkorkte eine Spätlese vom Trierer Priesterseminar und goss ein. Die Männer schwenkten den Wein ein wenig hin und her, sogen mit Kennermiene den Duft ein und nippten am Glas.

„Hm!", schwärmte Leon anerkennend. „Ein edler Tropfen!"

Sie tranken einander zu, wechselten ein paar Alltagsflausen über Urlaubsorte und den dort nachlassenden Service, bis Georg begann:

„Nun! Was gibt es denn bei euch? Nichts Ernstes, hoffen wir.“

„Es geht um Judith“, sagte Leon.

Georg sprang auf. In seiner Hektik stieß er den Kerzenleuchter und eine Gebäckschale um. Entschuldigend hob er beides auf.

„Jemand hat an der Tür geläutet! Habt ihr es gehört?“, fragte er.

„Nein!“, lachte Laura. „Nichts war. Setzt dich wieder und schmeiß bitte nicht unser Inventar durch die Gegend!“

Sie rückte den Leuchter zurecht und stellte die Schale beiseite, nicht ohne Georg einen verwunderten Blick zuzuwerfen.

„Ja, um Judith!“, bestärkte Leon noch einmal. „Wir wollen offen mit euch reden. Judith macht uns Sorge. Sie kapselt sich ab, lässt niemanden an sich heran.“

„Liebeskummer?“, fragte Laura in ihrer direkten, unbefangenen Art.

Georg nahm einen kräftigen Schluck und schwieg. Er betrachtete interessiert seine Hände. Ich müsste sie besser cremen, dachte er. Sie sind rissig. Seine Hände! Welche Nebensache! Da kam ganz anderes auf ihn zu. Er spulte Ratschläge herunter, die er anderen gegeben hatte, wenn es bei ihnen brenzlig geworden war: Ruhig bleiben! Sich ein Beispiel an Politikern oder dem Klerus nehmen: Nur zugeben, was ohnehin bereits bekannt ist. Wenn möglich, auch das noch leugnen. Solange nichts bewiesen ist, fällt man unter die Unschuldsklausel. Wer nichts sagt, sagt nichts Falsches. Es galt also: Maul halten! Kommen lassen! Sollte Judith gesungen haben, so saß er jetzt in der Falle. Aber Judith würde daneben hocken, tiefer gefallen als er. Das würde sie ganz schnell merken. Denn seine Haut musste er um jeden Preis retten, auch wenn sie dafür bluten würde.

„Liebeskummer? Wir wissen es nicht", vernahm Georg die Stimme seines Freundes. Eine heiße Welle endloser Erleichterung durchrann seinen Körper.

„Wir können nur spekulieren", fuhr Leon fort. „Da sie schon lange nicht mehr bei uns wohnt, kennen wir ihren Umgang nicht. Freunde hat sie nie erwähnt. Das heißt nicht, dass sie keine hat."

Sie hat dicht gehalten, frohlockte Georg innerlich. Er atmete befreit durch. Seine Drohung war also angekommen. Die Angst vor einer Anzeige und vor allem vor einer Gefängnisstrafe hatte sie geknebelt.

„Sie ist dürr geworden, als wäre sie magersüchtig", jammerte Isabell. „In diesem kläglichen Zustand will sie sich nach England absetzen."

„Was heißt absetzen? Doch nicht auf Dauer?", Laura war entsetzt. „Urlaub, nehme ich an."

„Nein, meine Liebe. Sie steht kurz davor, mit einer Klinik in London einen Arbeitsvertrag abzuschließen. Das müssen wir verhindern. Deswegen sind wir hier. Nur Georg kann helfen. Du kannst das unterbinden."

„Ich?", fragte er aufgeschreckt. „Wieso ich?"

„Dein Wort hat bei ihr immer gezählt. Sie sieht doch zu dir auf. Du allein hast Einfluss auf sie."

Georg trank einen Schluck, und noch einen. Er verschluckte sich und stellte hustend sein Glas zurück.

„Ihr überschätzt mich. Judith ist erwachsen. Außerdem, wenn sie etwas vorhat, wird sie sich von niemandem davon abhalten lassen, auch nicht von mir. Ihr kennt sie doch."

Leon sah seinen Freund hilflos und bittend an:

„Wir haben uns gedacht, eine Stelle bei dir in der Klinik könnte sie festhalten. Biete ihr eine an! Judith darf nur nie erfahren, dass diese Idee von uns stammt."

Georg war aufgesprungen. Er hatte geglaubt, die Gefahr sei vorüber. Von wegen! Unversehens hatte man ihn auf hauchdünnes Eis geführt, das jeden Moment einbrechen konnte.

„Meine Pensionierung steht vor der Tür, wie ihr wisst", versuchte er sich aus der Schlinge zu winden. „Mein Wort gilt nicht mehr wie in früheren Zeiten. Mein Einfluss ist geringer geworden."

„Georg!", warf Laura vorwurfsvoll dazwischen.

Wie konnte Georg seinem Freund mit einer so lächerlichen Begründung eine solche Bitte abschlagen!

„Nein wirklich!", heftete sich Isabell in gleichem Tonfall an Lauras Worte.

„Versuch es doch! Versuch es wenigstens!", flehte Leon.

Leon als Bittsteller. Das tat weh.

„Und noch eins", fuhr Leon fort, „ist genauso wichtig: Du musst sie untersuchen, ausschließen, dass sie krank ist. Röntgen, Blutuntersuchung und alles, was dazugehört. Stell sie bitte auf den Kopf."

Nein und nochmals nein, schrie es in Georgs Innerem. Nicht ich! Nicht sie!

„Wenn sie krank ins Ausland abreist, werden wir keine Ruhe mehr finden", wehklagte Isabell.

Alle drei redeten auf Georg ein, suchten ihn zu überzeugen. Sein Kopf dröhnte, und je lauter er dröhnte, desto weiter entfernten sich die Stimmen, bis sie zu einem unverständlichen Rauschen verschmolzen. Sein Herz stolperte. Sein Hemd klebte vor Schweiß am Körper. Er drehte sich wie in einer Trommel, immer schneller, prallte gegen eine Wandung, schlug zurück. Worte prasselten auf ihn ein: vertrauen, verantworten, untersuchen, abreisen! Jemand schlug ihn, nein streichelte ihn. Er sah verwundert in Lauras Gesicht.

„Mein Gott! Georg! Was hast du denn? Ich dachte für einen Augenblick, du wirst ohnmächtig."

„Wirklich? Unsinn! Mir geht es blendend."

„Du hast zu schnell getrunken, alter Freund", lachte Leon. „Eine Spätlese wird geschlürft und nicht gekippt."

Georg sprang auf, reckte sich und demonstrierte Vitalität.

„Quatsch! Was Judith betrifft, werde ich tun, was ich kann."

Dabei wusste er genau: Er konnte nicht und wollte nicht! Nichts würde er tun.

Der Flug nach Boston

Georg war beliebt. Der Beifall bezeugte es, als er ans Podium trat. Er hielt keinen medizinischen Fachvortrag. Vielmehr hatte er die Ehre, zur Einweihung des neuen Kliniktraktes zu sprechen. Und das, obschon er bereits seit geraumer Zeit nicht mehr Klinikchef war. Er war pensioniert.

Vieles hatte sich in der zurückliegenden Zeit geändert. Nicht nur für Georg. Auch für Laura. Endlich war ihr Traum in Erfüllung gegangen: Sie arbeitete als Ärztin in einem rechtsrheinischen Kölner Klinikum. Georg hatte seinen Widerstand aufgegeben. Seit dem merkwürdigen Zusammenbruch in jener Nacht war er nachgiebiger geworden, weicher. Er hatte sogar seine Verbindungen spielen lassen und Laura den Job ermöglicht, den sie wünschte, nämlich nicht dort, wo er ein Leben lang gewirkt hatte. Er wusste, sie wollte nicht als Protegé ihres Mannes in dem Krankenhaus arbeiten, in dem er Maßstäbe gesetzt hatte. Sie leitete eine Station der Inneren, auf der viele hämatologische Fälle lagen. Aufgrund ihres Ehrgeizes und der unerhört gründlichen Vorbereitung auf die lang ersehnte Tätigkeit hatte sie durchaus die Möglichkeit, auf der Karriereleiter hochzuklettern.

Bei der Einweihungsfeier im früheren Krankenhaus ihres Mannes saß Laura unter den Gästen. Georgs Beliebtheit erfüllte sie mit Stolz. Sie vergaß in diesem Moment, dass es viele bittere Stunden in ihrem Leben gegeben hatte. Stunden, in denen sie sich überflüssig und nutzlos vorgekommen war und eine sinnvolle Tätigkeit herbeigesehnt hatte. Der Schritt in die Medizin war wie ein Rettungsring gewesen, nach dem sie gegriffen hatte, bevor sie unterging.

Sie hatte gelernt, dass Höhen und Tiefen zum Leben gehörten. Ebenso ein Sich-Durchkämpfen und Immer-wieder-Zueinanderfinden. Georg hatte sie oft durch unbedachte Bemerkungen gekränkt. Etwa: Davon verstehst du nichts, du stehst nicht im Beruf! Wie willst du das beurteilen als Hausfrau! Das „nur" Hausfrau war deutlich herauszuhören. Oder: Deine Sicht der Dinge ist nicht maßgebend. Es waren auch Worte wie „Herddrossel" oder „Salatmamsell" gefallen. Bemerkungen, die wie Pfeile im Fleisch steckten, die dazu beigetragen hatten, sich ihren Wunschtraum, ärztlich tätig zu werden, zu erfüllen. Nur so hatte sie ihr angeschlagenes Selbstwertgefühl wiederherstellen können. Nun war es geschafft. Sie hatte an Augenhöhe gewonnen, an Sicherheit und Elan.

Laura dachte an ihren Sohn. Sven sollte sich einmal von vorneherein seinem Wunsch entsprechend entwickeln können. Ihren Kampf um jeden Meter wollte sie ihm ersparen. Sie würde ihn um jeden Preis unterstützen. Auch gegen Georgs Widerstand.

Bei dem Gedanken an ihren Sohn musste Laura schmunzeln. Er war ein großer Bursche geworden. Mit seinen dreizehn Jahren maß er 1,75 m. Und wie erwachsen er schien: tiefe Stimme, Ansatz von Bartwuchs, wechselnde Freundinnen. So sensibel sein Kern war, so cool konnte er sich geben. Er unterstrich das zuweilen mit rotzigem Auftreten und einer Wortwahl, die an den Jargon der Gosse grenzte. Als er zur Klassenfahrt nach London aufbrach, mahnte Laura:

„Mädchen, Sven! Du denkst daran, was ich dir gesagt habe!"

„Ach, Mama! Bevor ich aufspringe, streife ich ein Kondom über."

Laura schnappte entsetzt nach Luft.

„Sven!", maßregelte sie ihn streng. „Was für rüde Ausdrücke! Gut, dass dein Vater nicht hier ist und das gehört hat. Er wäre empört."

Sven zog unbeeindruckt den Reisverschluss seiner Jacke zu und sah seiner Mutter in die Augen:

„Ist Papa eigentlich nur ein Professor? Kann er nicht einfach einmal Mensch sein? Humor haben und drauflos lachen? Eine kurze Hose tragen und Schuhe, die von Matsch triefen? Manchmal denke ich, sein Blut ist wissenschaftlich verseucht."

Laura nahm ihren Sohn in den Arm.

„Sprich nicht so respektlos von deinem Vater. Wenn er es auch nicht zeigen kann, er liebt dich und ist trotz allem stolz auf dich."

„Ja, ja!", murrte Sven vor sich hin. „Er hat noch nie am Rand eines Fußballfeldes gestanden, um mir zuzusehen. Andere Väter stehen da und schreien „Tor", wenn ihre Söhne einen reingeballert haben. Aber die Reifen seines Wagens könnten schmutzig werden. Bloß keine Zeit vertun für so eine Scheiße! So sehr liebt er mich. Mach dir doch nichts vor!"

„Na, Na! Jetzt übertreibst du. Du kennst seine Einstellung zum Sport. Außerdem bist du auch manchmal ein rotzfrecher Lümmel und reizt ihn maßlos."

Sven umarmte und küsste seine Mutter überschwänglich:

„Ach, Mama! Warum muss eine so wunderbare Frau wie du meine Mutter sein!"

Glücklich lächelnd schob Laura Svens Bild beiseite. Sie wollte Georgs Worte nicht total verpassen. Während sie zuhörte und ihn beobachtete, fiel ihr auf, wie häufig und mehr als wohlwollend sein Blick eine junge Frau streifte, die unmittelbar vor ihr saß. Sie war hübsch, hatte slawische Gesichtszüge und einen betörenden, dicken Zopf, der strohgelb zwischen ihren Schulterblättern prahlte.

„Eine neue Assistentin?", fragte Laura später.

„Ja, ja!", bestätigte Georg gelangweilt.

„Hübsche Frau!", lobte Laura.

Aber Georg ging nicht weiter darauf ein. Er brauchte keine neue Schlinge um seinen Hals. Hatte er doch vor einiger Zeit erst eine abgestreift: Judith! Sie war nach England abgereist, ohne Georg noch einmal aufzusuchen. Leon teilte ihm das mit. Judith hatte sich nicht von ihrem Vorhaben abbringen lassen, sich erst in London untersuchen zu lassen. Ergebnis: Gesund und frei von ansteckenden Krankheiten. Na also! Hoffentlich blieb sie lange gesund und lange weg aus seinem Leben.

So blieb es bei Lauras Feststellung: Hübsche Frau. Punkt. Die kleine Eifersucht tief im Innern behielt sie für sich. Georg würde sie sonst kleinkariert nennen.

Wer annahm, Georg verginge nun vor Langeweile als Pensionär, schliefe etwa bis Mittag oder pflegte die Rosen im Garten, der irrte. Mehrere Doktoranden umschwirrten ihn, um deren Arbeiten er sich kümmerte. Und immer noch war er begehrt, Vorträge zu halten. So stand ein Kongress in Boston bevor. Eigentlich nichts Außergewöhnliches. Aber er wurde wichtig, weil Laura ihren Mann begleiten wollte. Sonst hatte sie nie Interesse gezeigt, bei einer seiner wissenschaftlichen Reisen dabei zu sein. Aber Boston reizte sie.

„Was hältst du davon, wenn ich dich begleite?"

„Nichts! Gar nichts!", fuhr er sie ungewöhnlich heftig an.

Sie war erstaunt, dass er ohne ersichtlichen Grund aufbrauste. Aber bevor sie ein Wort sagen konnte, fuhr er fast sanft fort:

„Ein Kongress ist keine Party, mein Liebling. Ich hätte keine Zeit für dich. Und es ließe mir keine Ruhe, dich allein in einer fremden Stadt herumlaufen zu lassen. Tu dir und mir das nicht an. Wir verreisen im Anschluss daran. War doch so ausgemacht."

Laura gab sich, leicht murrend, zufrieden, wenn sie auch überhaupt nicht verstand, warum sie sich nicht frei in einer fremden Stadt bewegen sollte. Als wäre Boston eine Hochburg von Kriminellen oder sie selbst eine tollpatschige Landpomeranze. Aber gegen seinen Willen sich an ihn hängen, lästig sein wie eine Stubenfliege, das wollte sie nicht.

Am Tag des Abflugs verabschiedete sich Georg in der Abfertigungshalle liebevoll und sanft. Wie immer holte sein Charme sie ein und ließ vergessen.

„Du wirst mir fehlen, mein Liebling. Nicht traurig sein. Die paar Tage! Ich freue mich schon heute darauf, wieder bei dir zu sein. Ich liebe dich."

Er küsste sie zärtlich.

„Ich werde dich vermissen, Georg. Guten Flug! Und komm heil zurück!"

Mit zwiespältigen Gefühlen sah sie dem Flieger nach. Höher und höher stieg er in den blauen Himmel. Er steuerte auf eine Wolke zu, deren heller Rand ihn glitzernd aufnahm, bis ihr dunkler Bauch ihn verschluckte. Trügerischer Wolkenglitzer. Das Flugzeug entfernte sich in einer Art, die nicht in Kilometern zu messen war. Es trug Georg vom Hellen ins Dunkle. Es breitete sich mehr als messbare Entfernung zwischen ihr und ihm aus. Wie gerne wäre sie an seiner Seite gewesen. Während die Erde ihre Füße festhielt, breitete sich die Ferne in ihrem Kopf aus. Es war mehr als ein Abschied. Der finstere Zenit der Wolke griff nach ihr und löste eine merkwürdige Angst aus.

Schock

Regelmäßig rief Georg aus Boston an, wie versprochen. Er wirkte gehetzt. Die Gespräche waren kurz, wenn er auch nie versäumte, seine Sehnsucht nach ihr zu beteuern.

Als er ihr nach Kongressende die Ankunftszeit seines Fluges in Köln-Wahn mitteilte, bat er zugleich, ihn nicht abzuholen. Er fürchte, wie er sagte, dass der Flieger wegen der langen Strecke Verspätung haben könnte.

„Ich nehme ein Taxi."

Diesmal fügte sich Laura nicht. Sie wollte ihn überraschen. Nicht nur am Flugplatz würde er staunen. Auch zu Hause! Ein Fondue war vorbereitet. Georg liebte gutes Essen. Gelbe Rosen schmückten seinen Schreibtisch. Georg liebte Rosen. Seine Post lag sortiert nach Briefen, Zeitungen und Werbung. Georg liebte Ordnung. Nun musste er nur noch kommen. Sie sehnte sich nach ihm. Diese Tage von Boston waren ihr schwerer gefallen als alle Tage zuvor, die sie getrennt verbracht hatten. Gleich nach seiner Ankunft wollte sie ihn in die Arme nehmen, ihn festhalten und nicht mehr loslassen.

Angekommen am Flugplatz, stellte Laura den Wagen im Parkhaus ab und ging zur Besuchertribüne. Sie war zu früh, aber auf keinen Fall wollte sie die Ankunft der Maschine verpassen. Um Georg beim Ausstieg nicht zu übersehen, hatte sie sich mit einem Fernglas ausgerüstet. Immerhin lag eine beachtliche Entfernung zwischen ihrem

Standort und der Stelle, an welcher der Flieger voraussichtlich zum Halten kommen würde.

Voller Spannung verfolgte sie eine Zeit lang landende und startende Maschinen. Endlich wurde Georgs Flug angekündigt. Landung in wenigen Minuten. Von ferne brummte die Maschine heran, schwebte langsam auf die Landebahn zu, kam näher, tiefer, wurde größer und lauter. Dann setzte sie kreischend mit dem Fahrwerk auf, schwankte, verlangsamte das Tempo, drehte majestätisch nach rechts ab, lief aus und kam zum Stehen.

Ein Bus fuhr an. Gepäckwagen standen bereit. Sie entdeckte Georg auf der Gangway. Gerade und aufrecht wie immer. Den Kragen hochgeschlagen, eine Tasche über der Schulter, verschwand er im Bus.

Sie eilte zurück zur Halle und mischte sich unter die Wartenden. Frauen, die auf den Zehenspitzen standen, um die Ankommenden frühzeitiger zu sehen. Kinder, die krähten oder weinten.

„Wann kommt Papa?"

„Gleich!"

Es roch nach altem Rauch, verschüttetem Bier, Schweiß und ranzigem Fett.

Als Laura sah, wie die ersten Ankömmlinge begrüßt und umarmt wurden, stieg wieder eine fast schmerzhafte Sehnsucht nach Georg in ihr hoch. Verdeckt hinter einer Gruppe junger Männer, die lärmend Witze rissen, wartete sie ungeduldig und trampelte von einem Fuß auf den anderen.

„Nun mach schon! Komm doch endlich!", murmelte sie leise.

Endlich sah sie ihn. Ein Strahlen überzog ihr Gesicht. Sie hob die Hände und wollte gerade rufend und lachend auf ihn zustürmen. Doch im selben Augenblick stockte sie. Ihr Lachen gefror. Sie sah, dass Georg nicht alleine war. An seiner Seite ging die blonde Assistentin. Lächelnd hatte sie ihren Arm bei ihm untergehakt. Sie unterhielten sich so lebhaft, dass sie ihre Umgebung kaum wahrnahmen. Dann blieben beide stehen, stellten das Gepäck ab und umarmten sich. Wie gelähmt verfolgte Laura die Innigkeit ihres Zusammenseins, dann das sich Lösen voneinander. Georg zog behutsam den blonden Zopf der Frau vor und drückte sein Gesicht hinein. Er legte ihn zurück auf ihre Schulter und umarmte sie noch einmal, bevor ihre Lippen zu einem nicht enden wollenden Kuss verschmolzen.

Laura war aschfahl geworden. Sie konnte keinen Ton von sich geben. Ihre Stimmbänder versagten. Ihr Herz raste. Sie rang nach Luft. Ein Pflasterstein hatte sich in ihren Brustkorb gebohrt und blockierte alle Funktionen. Eine Winde drehte sich durch ihr Gedärm. Ihr war speiübel.

Als sie wieder zu sich fand, war Georg verschwunden und mit ihm seine Begleiterin. Die Halle hatte sich nahezu geleert. Im Ascher neben ihr qualmte eine nicht zerdrückte Zigarette. Eine halbgeleerte Cola-Dose rollte am Boden und hinterließ eine braune, flüssige Spur.

So war das also! Deswegen war sie in Boston unerwünscht gewesen. Daher die hektischen, kurzen Telefonate. Hatte er sie zur selben Zeit im Arm gehalten? Hatten sie sich vorher geliebt? Oder danach? Die Vorstellung war furchtbar. Wie lange mochte das Verhältnis schon bestehen? Ein oder zwei Wochen, Monate oder Jahre? Nicht die

Dauer, die Tatsache war entscheidend: Georg hatte eine Geliebte.

Laura hatte angenommen, nichts sei ihr mehr fremd. War das nicht zwangsläufig so, wenn man im Beruf stand, seit Jahren verheiratet war und einen Sohn hatte? Nein, es war nicht so! Die Freuden und Leiden der Vergangenheit hatten sie erwachsen gemacht. Aber jetzt, an diesem Tag, war etwas entsetzlich Neues in ihr Leben eingebrochen, Lug und Trug hatten sie eingeholt. Eine Tür war donnernd zugeschlagen, ein Stück Leben abgeschnitten. Mit einem Ruck wurde sie von einer Seite des Lebens auf die andere geworfen. Das war umso brutaler, da gar nicht erwartet. Es geschah im Augenblick der Euphorie, als sie sich in Georgs Arme werfen wollte. Doch die Position war besetzt.

So schnell, wie der Schock sie getroffen hatte, so schnell konnte sie das Geschehene nicht bewältigen. Sie musste ein Stück des Weges laufen, den Kopf in den Wind halten, dabei nachdenken, sich entscheiden. Ihre Schritte waren schnell und regelmäßig und ihr Verstand passte sich dem Rhythmus an.

Nein! Abstürzen würde sie nicht. Sie besaß den glasklaren Verstand und die eiserne Disziplin ihres Vaters und den erhobenen Kopf der Mutter. Die Eigenschaften, die Georg immer bewundert hatte, würden sich nun gegen ihn stellen.

Sofort war ihr klar: Sie würde Georg nie wieder lieben. Seine Stellung und sein Alter hatten immer eine Kluft zwischen ihnen gelassen, selbst in ihren intimen Stunden. Nun klaffte sie zwischen ihnen wie eine Erdspalte nach einem Beben. Zwei nicht zueinander passende Hälften waren auseinander geborsten, wie es der Natur entsprach. Dreißig Jahre waren zu viel. Ein nicht gelebtes Leben zwischen zwei Leben.

Zorn und Enttäuschung überrollten sie wie Fieberschübe. Der schwarze Stein in der zu engen Brust schmerzte wie der kalte Druck in der Stirn und hinter ihren Augen. Weggesperrte Tränen. Elend war ein Feind, der zupackte ohne Gnade und ohne Mitleid mit dem Opfer. Sie saß in einem Dickicht und musste sich heraus kämpfen, ohne Rücksicht auf die Schrammen, die sie sich zuziehen würde. Die Lichtung war ihr Ziel, die Lichtung, die sich hinter jedem Dickicht auftut.

Laura fing sich überraschend schnell, als sei sie vorbereitet gewesen. Sie wunderte sich selbst. Hatte sie Georg nicht genug geliebt? Oder hatte stets ein Fuß auf der Bremse gestanden, in der unterschwelligen Ahnung, ein Unglück könne sie überraschen? Selbstschutz vielleicht? Völlig verloren an Georg hatte sie sich nie. Wie gut für sie, da seine Liebe nun einer anderen gehörte. Doch wie arm für eine Liebe, die keine völlige Hingabe kennt.

Sie wollte keine Szene machen. Das schien ihr zu billig. Ihr Plan war subtiler, härter, fast bösartig ihm gegenüber: Schweigen! Sich nichts anmerken lassen. Keine Frage. Keine Träne. Kein Vorwurf. Das ersparte abgelutschte Floskeln wie: Ich kann dir alles erklären. Es ist anders, als es aussieht. Danke! Sie hatte gesehen, wie es war. Es bedurfte keines Kommentars. Der nächste Zug lag nun bei ihr. Und der hieß: Zu der Affäre schweigen! Schweigen, bis es ihn erdrückte!

Gegeneinander

Es war nicht einfach, sich unbefangen zu geben, wenn man befangen war. Das kostete Disziplin. Zumal die Wunde noch blutete.

„Hallo, Georg! Da bist du ja", begrüßte sie ihn möglichst locker, als sie nach Hause kam. Stunden, nachdem die Sonne untergegangen war.

„Ich bin schon eine Ewigkeit hier!" Georg war ärgerlich. „Wo warst du? Wo kommst du überhaupt her?"

„Ach, ich war in der Stadt."

„Du wusstest doch, dass ich heute zurückkommen würde. Trotzdem kommst du mitten in der Nacht nach Hause."

„Warum nicht? Es ist eine wunderschöne Nacht. So viele Sterne. Kein Wind. Findest du nicht auch?"

Sie wollte hinzufügen: Eine Nacht, wie für die Liebe gemacht. Aber dann hätte sie sich nicht mehr zügeln können.

Georg war nicht darauf gefasst, wie Laura sich gab. Es war ungewöhnlich, verwirrend. So hatte sie ihn noch nie begrüßt. Sonst flog sie ihm an den Hals. Stattdessen dieser merkwürdige Abstand und ein Glitzern in den Augen, das ihm nicht gefiel. Sein Ärger wuchs.

„Hast du getrunken?"

Sie ging lachend auf ihn zu, hauchte ihn ungeniert an und küsste ihn provozierend auf den Mund.

Er schmeckte fremd.

„Nun, wie viele Promille schätzt du?"
Georgs Blick wurde finster.

„Kannst du dich bitte normal benehmen! Ich bin von einer anstrengenden Reise zurück."

Weiß ich, dachte Laura. Ausgepumpt im hässlichsten Sinn.

„Ich bin müde", fuhr Georg fort, „und habe…"

„…Kopfschmerzen", vollendete Laura seinen Satz.

Wie ein eingespieltes Team auf der Bühne. Grässlich banal! Frech und dumm gelogen! Diese blöde Redensart. Alles ließ sich hinter Kopfschmerzen entsorgen. Der ganze Müll eines beschissenen Lebens.

Laura fragte sich, ob ihr sein Theater auch aufgefallen wäre, wenn sie seine Gespielin nicht kennen würde und sie ihn nicht in vertrauter Pose erwischt hätte.

„Mein armer Liebling", säuselte sie dann in süßlichem Bedauern. „War es so schlimm? Das tut mir aber leid!"

Für Georg stand fest: Laura musste getrunken haben. So kannte er sie nicht. Wie sehr er sich irrte, ahnte er nicht.

Lauras Entscheidung stand: Er sollte leiden! Für die Frechheit, sie so dreist zu hintergehen. Für das Leid, das er ihr zufügte. Für den feigen Versuch, seine Affäre hinter Kopfschmerzen zu verstecken.

Der Abend blieb schweigsam. Die Nacht war klar und lang. Keiner fand Schlaf. Das kalte Mondlicht drängte durch Wände und Haut. In den Köpfen waren Mauern hochgewachsen, Trennwände, unüberwindbar.

Auch in der Folgezeit schwieg Laura zu Georgs Affäre. Es kostete sie Kraft. Manchmal glaubte sie, ersticken zu müssen. Oft verspürte sie große Lust, ihn anzuschreien, ihr geheimes Wissen preiszugeben, ihn der Lüge und des Verrats zu bezichtigen und Rechenschaft zu fordern. Sich auszutoben, wäre eine Erleichterung gewesen. Aber sie unterließ es, gönnte es weder sich noch ihm.

Was sich auf dem Flugplatz ereignet hatte, saß in ihrem Gedächtnis wie eine wuchernde Geschwulst, die arbeitete und reifte wie eine böse Frucht. Die Szene war dort abgelegt, jederzeit abrufbar. Wie am Computer: Ausschneiden, Ablegen, Einfügen! Den geeigneten Augenblick des Einfügens wollte sie bestimmen: Wenn es ihn am schmerzhaftesten traf. Gleichzeitig wuchs eine Art befriedigender Spannung in ihr, die ihre Haut mit einem Prickeln überzog. Den Weg des Schweigens bis hierher geschafft zu haben, war ein Triumph. Ein Sieg über sich und ihn.

Was anschließend geschah, entwickelte sich wie von selbst. Es ergab sich, eines aus dem anderen.

Laura drehte den Spieß um. Sie verstand es, Georg eifersüchtig zu machen. Sie fand Gefallen daran. Oft kam sie spät von der Klinik zurück, ohne zu erklären warum. Sie täuschte an toter Telefonleitung Gespräche vor, die sie zumeist beendete mit:

„Ich dich auch. Bis bald."

Dabei verstand sie es, zärtlich zu flüstern, aufreizend zu lachen oder ihrem Gesicht einen verzückten Ausdruck zu verleihen. Georg wusste aus besseren Zeiten, dass es Laura nicht lag, sich zu verstellen. Umso glaubhafter erschien jetzt ihr bühnenreifes Schauspiel.

„Wer war das?"

„Bitte?"

„Mit wem hast du gesprochen?"

„Wann? Jetzt gerade?"

Rückfragen hasste Georg. Zeigten sie doch, dass sie nicht zugehört hatte, in Gedanken dort war, wo er ausgeschlossen war. Das machte ihn krank.

So stand es. Aber es funktionierte. Lauras Inszenierungen waren perfekt.

Georg war wachsam geworden. Seine Unruhe wuchs. Er litt. Er war eifersüchtig. Er versuchte, seine Gefühle zu verbergen, denn Eifersucht war seiner nicht würdig. Er wollte darüberstehen, stand aber mittendrin. Er war zu ungeschickt, es zu verbergen.

Es kam Frühling. Es kam Herbst. Es kam Frühling. Es kam Herbst.

Zwischen Georg und Laura stimmte nichts mehr. Ihre Stiche hatten Wunden hinterlassen, die nicht heilten. Sie verband sie nicht. Das Material war ausgegangen. Der Wille zu helfen, war mit dem Vertrauen verloren gegangen.

Irgendwann hatte Laura den Verdacht, jemand folge ihr durch die Straßen. Wurde sie verfolgt? Hatte Georg…? Bei einem Stadtbummel in den folgenden Tagen blieb sie des Öfteren stehen, gab sich den Anschein, Auslagen interessiert zu prüfen, hielt dabei aber die Personen in ihrem Umfeld im Auge. Sie beobachtete einen Mann, der immer dann stehen blieb, wenn sie es auch tat. Wenn sie sich nicht täuschte, war genau dieser Mann vor etwa einer Woche auch auf ihren Fersen gewesen. Ohne Zögern ging sie auf ihn zu.

„Was wollen sie von mir?" fauchte sie ihn an. „Hauen sie ab, bevor ich die Polizei rufe!"

„Pardon! Purer Zufall! Warum sollte ich sie verfolgen? Ich kenne sie doch gar nicht!"

„Sie Schwätzer!"

Daraufhin verschwand der Mann schnell in der Menge.

Laura war aufmerksam geworden. Sie wurde das unangenehme Gefühl nicht los, ein Schatten begleite sie überall hin. Manchmal schien es ihr, als verfolge sie ein Wagen auf dem Heimweg von der Klinik. Bei einer solchen Gelegenheit bog sie in die Tiefgarage am Dom ein, fuhr sofort zur nächsten Ausfahrt, steckte den Parkschein ein und verließ das Parkhaus umgehend. Draußen parkte sie versteckt und brauchte nicht lange zu warten. Der ihr verdächtige Wagen rauschte mit kreischenden Rädern aus der Ausfahrt. Er fuhr zu schnell, schleuderte und krachte gegen einen Bauzaun. Wütend sprang ein Bauarbeiter auf den Fahrer zu:

„Sie Vollidiot! Hier ist kein Nürburgring! Sind sie besoffen?"

Laura sah einen glatzköpfigen Mann aus dem Auto kriechen. Beschwichtigend redete er auf den Arbeiter ein, der sich aber nicht zu beruhigen schien.

Trällernd fuhr Laura davon.

„Na, du kleiner Schnüffler", kicherte sie, „hab ich dich reingelegt? Grüß deinen Arbeitgeber!"

Ja! Sie war gemein. Dabei hatte sie, wenn sie ehrlich war, mit ihrem Verfolger in seinem verbeulten Auto ebenso wenig Mitleid wie mit einem Torero, dem der angegriffene Stier ein Horn in den Bauch rammte, oder wie mit dem Robbenjäger, der im Eismeer ersoff, bevor er Jungrobben mit dem Knüppel erschlagen konnte. Du sollst deinen Nächsten lieben, dachte sie. Aber nicht jeden bitte!

Ein Detektiv also auf ihren Fersen! Georg gab sich dazu her! Ließ seine Frau beschatten! Dann stand er unter großem Leidensdruck. Es war weit mit ihnen gekommen! Sie fühlte sein Leid, weil es auch ihres war. Sie schmeckte es förmlich. Es war bitter wie Galle.

Verglich sie allerdings Georgs Situation mit der Ihrigen, kam sie zu dem Ergebnis, dass Georg die „Arschkarte" gezogen hatte. Im Gegensatz zu ihm stand sie im Beruf, hatte Ablenkung, vielfältige Aufgaben, Kollegen, die Freunde geworden waren. Mit Birgit Lohscheid, der Pflegedienstleiterin, und deren Mann Dirk, dem Unfallchirurgen, spielte sie am Wochenende Golf, sofern der Dienstplan es zuließ. Mit ihnen besuchte sie regelmäßig eine Teestunde in einem Cafe an der Aachener Straße. Sie trafen dort einen Kreis junger Leute, die sich über Kunst, Literatur und Politik austauschten. Es wurde gelacht, diskutiert und gestritten. Aufregend und anregend. Einfach wunderbar!

Ja, genau betrachtet, lag der Vorteil eindeutig bei ihr. Sie war nicht einsam. Georg war es. Sie lebte. Georg war im Sterben begriffen. Langsam. Trotz seines gesunden Körpers. Es gab verschiedene Sorten von Sterben. Manchmal tat er ihr leid.

Aber nur manchmal. Der Knick lag auf seinem Weg.

Georg hatte Lauras veränderter Einstellung zu ihm nichts mehr entgegenzusetzen. Sie war patzig, kurz angebunden, fast feindselig. Es gab keine getrennten Zimmer, aber getrennte Träume. Und ihre Schenkel blieben geschlossen. Ihrer strotzenden Kraft gegenüber fühlte er sich alt und hilflos. Ihr mitleidsloses Schweigen erdrückte ihn.

Manchmal fragte er sich, ob sie dunkle Punkte in seinem Leben erahnte. Ob das der Grund war für ihre Veränderung. Wusste sie etwa von Judith? Nicht ausgeschlossen! Oder von der Geschichte, die mit dem Beginn seiner Karriere zusammenhing? Etwas aus seinem ersten Leben? Von dem Mann, der er nicht mehr war? Das wäre fatal! Dann aber würde sie nicht schweigen. Es würde bei ihnen krachen. Frauen schrien, weinten, schmissen Teller, zogen aus oder ließen sich scheiden. Aber sie schwiegen nicht. Selbst Laura, die diszipliniert war, würde so etwas nicht wortlos hinnehmen. Aber woher sollte sie wissen? Und von wem? Also schied das aus.

Ein Lover! Das blieb die einzige Erklärung für ihre rätselhafte Veränderung. Schließlich war sie immer noch jung und attraktiv. Er wollte gar nicht wissen, wie viele Verehrer auf ihren Fersen waren. Er konnte sie sogar verstehen. Vielleicht zahlte er jetzt den Preis dafür, in eine andere, ihre Generation gegriffen zu haben.

Nicht versöhnt

Als es um 22 Uhr an der Tür klingelte, stand nicht Georg im Rahmen. Es war die Polizei. Die Uniformierten irritierten Laura und steigerten ihren Ärger darüber, dass Georg immer noch nicht zu Hause war. Er traf sich zu einem Herrenessen mit Kollegen, wie er gesagt hatte, und wollte danach in der Klinik vorbeisehen. Wahrscheinlich bei „Blond". Laura hatte keine Illusionen mehr.

Die Atmosphäre zwischen ihr und Georg war eisig geworden. Ein klärendes Gespräch hatte es nicht gegeben. Keiner hatte den Anfang gefunden. Georg fürchtete, es könnte umsonst sein. Auch hatte er Angst, noch mehr zu zerschlagen.
Lauras verletzter Stolz verbot ihr, auf ihn zuzugehen. Stattdessen attackierte sie ihn mit schroffen Antworten oder wich ihm schweigend aus. Ihrer Dynamik war er längst nicht mehr gewachsen. Der Zeitpunkt, sich anzunähern oder zu schlichten, war verpasst. Auf verseuchtem Boden gedeiht nichts.

„Was ist los?", fragte Laura die Männer frostig.
„Frau Dr. Petri?"
„Ja. Bin ich. Und?"
In Sekundenschnelle checkte sie ihr Fahrverhalten durch. Zu schnell? Ampel ignoriert? Halteverbot übersehen? Wie der Anblick von Polizisten doch immer wieder ein schlechtes Gewissen erzeugte. Oder verbarg es sich bei jedem, unterschwellig?
„Es geht um ihren Mann."

Laura schob erleichtert ihr geheimes Sündenregister beiseite. Ach Georg! Er also! Hoffentlich hatte er nicht unter Alkohol am Steuer gesessen. Rote Ampel. Unfall. Ins Röhrchen blasen. Positiv! Quatsch! Georg war zu vorsichtig. Ein solches Verhalten hätte sein Ansehen beschädigt. Das würde er nicht zulassen. Er, der so sehr auf seinen guten Ruf bedacht war.

„Mein Mann ist noch nicht hier. Es wird oft spät."

Wenn er bei „Blond" ist, ergänzte sie in Gedanken!

„Dürfen wir trotzdem ins Haus? Bei offener Tür spricht sich nicht gut."

„Bitte! Wenn sie auf ihn warten wollen."

Sie ging voraus.

„Wir wollen mit ihnen sprechen, Frau Dr. Petri, nur mit ihnen!"

„Mit mir? Warum denn?"

Die Polizisten folgten Laura in den Wohnraum und nahmen Platz.

„Wasser?", fragte sie.

„Danke, nein. Zum Grund unseres Kommens: Wir haben eine schlechte Nachricht."

„Ist etwas passiert?" Laura fühlte sich unbehaglich.

„Ja, das kann man sagen. Ihr Mann hatte zunächst einen Schwächeanfall."

Ach, so war das. Der liebe Georg hatte sich übernommen. Doktoranden. Vorträge. Eine Geliebte. Zu viel für sein Alter. Aber Männer wurden ja nicht alt. Sie merkten es jedenfalls nicht. Nur die anderen.

„Die Klinik hätte mich doch anrufen können. Dort wollte er nach einem Essen hin. Warum kommen sie zu mir?"

„Es sind die Umstände."

„Bitte? Welche Umstände?"

„Wie es passiert ist!"

Mein Gott, dachte Laura. Wie man eben zusammenbricht: lautlos.

„Und wo!", ergänzte der zweite Polizeibeamte.

„Wo! Wo!", fauchte Laura, ungeduldig, dass die Männer nicht zur Sache kamen.

„Auf dem Gang, der Toilette oder in der Tiefgarage?"

„In der Klinik. Im Bett einer Frau!"

„Was?", schrie Laura und wich zurück, als sei sie geschlagen worden. „Das ist nicht wahr!"

„Doch! Es ist die Wahrheit!"

Laura schlug die Hände vors Gesicht. Nicht das! Im Bett einer Frau! Im Bett von „Blond"! Wenn schon, konnte es nur dort sein. Das stand fest. Seit Boston! Seitdem hatte sie nicht mehr gefragt: wohin, woher. Denn sie kannte die Antwort. Bisher war seine Affäre wenigstens geheim geblieben. Nun war sie offenkundig. Die schlüpfrige Geschichte würde sich ausbreiten wie eine Seuche. Bei Kollegen, dem Personal des Hauses, vor aller Welt. Das hätte er ihr und seinem Sohn ersparen können. Diese Pikanterie war ein Fressen für den Rachen der Öffentlichkeit.

„Ist er tot?", fragte sie tonlos, obschon sie die Antwort erahnte. Wenn die Polizei aufkreuzte, versuchte, das Geschehen taktvoll zu übermitteln, ging es nicht um ein einfaches Dahinscheiden, sondern um einen Tod mit Spektakel.

„Ja. Wir bedauern es sehr. Aber es ist so."

„Wann ist es geschehen?"

„Vor etwa zwei Stunden."

Wie eine Flutwelle schlug über Laura zusammen, was sie dachte, was sie empfand. Der Schmerz über seinen Tod und eine verlorene Liebe drohte, sie zu ersticken. Ähnlich einem zu schnell ablaufenden Film spulten die Bilder ihrer beider Leben vor ihren Augen ab, mit allen Höhen und Tiefen. Was sie verbunden hatte, war durchtrennt. Ohne Versöhnung waren sie auseinandergegangen. Das quälte ganz besonders.

Plötzlich stürzten Tränen aus Lauras Augen. Sie wandte sich ab:

„Entschuldigung!"

„Weinen sie getrost, Frau Doktor", sagte einer der Polizisten. „Ärzte sind auch nur Menschen."

Genau, dachte Laura, in jeder Beziehung.

„Wo ist er? In der Klinik?"

„Ja!"

„Kann ich ihn sehen? Ich möchte mich verabschieden."

Sie wollte es tun, ohne Groll. Obschon sie neben Trauer auch Wut empfand, über das, was Georg ihr selbst im Augenblick des Sterbens angetan hatte. In den Armen einer anderen Frau! Sein letzter Atemzug hatte ihr Haar gestreift. Wie verletzend! Wie demütigend!

„Natürlich dürfen sie", hörte sie den Polizisten antworten auf ihre Frage, die sie schon wieder vergessen hatte. „Aber wir werden sie begleiten, durch den Kellereingang, um sie vor Neugierigen zu schützen. Sie können sich nicht vorstellen, was in der Klinik los ist."

Laura nickte geistesabwesend. Sie stand noch unter Schock. Zu plötzlich und unerwartet hatte sie Georgs Tod getroffen. Selten hatte sie sich so allein und hilflos gefühlt, wie in dieser Stunde, die ihr Leben verändern würde. Teilnahmslos und untätig sah sie zu, wie die Polizisten das Fenster zum Garten verschlossen. Als gehörte sie nicht dazu.

„Mein Gott, wie schrecklich!", stöhnte sie plötzlich und spürte nur noch Leid über Georgs Tod, das alle übrigen Gefühle überlagerte. Ihr Herz pochte so laut und kräftig, als sei es in einem zu engen Käfig gefangen und wolle ihn sprengen.

Sie dachte an Sven. Mein armer Sohn! Wie sollte er das verkraften? Traurig genug, dass er seinen Vater verlor. Aber auf diese Weise? Wie verlogen und schmutzig musste ihm das erscheinen. Wenn auch die Liebe zwischen Vater und Sohn begrenzt war, Sven hatte ihn respektiert, seines Wissens und seines Ansehens wegen. Georg hatte so unerreichbar hoch über allen anderen gestanden. Aber jetzt? Abgestürzt und besudelt! Die Schmach würde Sven tief treffen. Er würde sich für seinen Vater schämen, vielleicht ihn hassen, vor allem aber Hohn bei anderen kassieren.

Es war ihre Aufgabe, sein Selbstbewusstsein zu stärken. Er musste sich loslösen können von einem Lebensweg, der nicht der Seine war und der seinen eigenen weder belasten noch verstellen durfte. Sie war froh, dass er gerade jetzt einen Freund in München besuchte. Am Abend noch würde sie ihn informieren und bitten, den nächsten Zug nach Hause zu nehmen. Sie hoffte, die richtigen Worte für diese Nachricht finden. Er musste

Tod und Leben begreifen. Dass beide untrennbar miteinander verbunden sind und Rätsel aufgeben. Verborgene Strömungen des Lebens sind oft nicht zu verstehen. Es gibt Fragen, die ohne Antwort bleiben. Sven war vielleicht zu jung, um zu begreifen, dass ein Mensch anders sein konnte, als er zu sein schien. Unbegreifliche Untiefen konnten in einem Menschen schlummern, die keine Rücksicht auf andere nahmen.

Würde er seinem Vater eines Tages verzeihen können? Bis dahin war es sicher ein weiter Weg. Mancher findet ihn nie. Auch sie suchte bisher vergeblich.

„Fahren wir zur Klinik", sagte sie zu den Polizisten. „Es ist schon spät."

Gespräch unter Freunden

Sven saß neben seinem Freund Valentin auf der Umkleidebank des Tennisclubs. Sie hatten ihr Training beendet, geduscht und kramten ihre Klamotten aus den Taschen hervor.

„Du warst stark am Netz", lobte Valentin den Freund.

„Aber schwach beim Antritt zum Ball", bemerkte Sven selbstkritisch.

Er hatte eine Blase an der Ferse, weil der neue Schuh gedrückt hatte.

„Nimm Hirschtalg", riet Valentin. „Das benutzen auch Skiläufer und Reiter."

„Reiter?" Sven war überrascht.

„Na klar, für den Hintern! Wenn der Sattel hart ist und das Pferde ‚schmeißt'."

„Der Fachmann!", lachte Sven. „Reitest du?"

„Wo denkst du hin! Hab ich mir sagen lassen."

Valentin schwieg. Dann meinte er:

„Dein Vater ist gestorben. Ich habe die Anzeige in der Zeitung gelesen. Tut mir leid."

„Hm!", knurrte Sven. Hieß so viel wie: Danke!

Valentin schnürte seine Schuhe.

„Konntest du es gut mit ihm?"

„Geht so! Sport hat ihm gestunken!"

Valentin grinste.

„Zu viel Schmutz, zu viel Schweiß?"

„Zu wenig wissenschaftlich!"

„Verstehe. Alles blöde Proleten, die Sportler!"

„Treffer!", lachte Sven.

Wieder schwieg Valentin. Er suche nach Worten:

„Auch mein Vater ist vor Kurzem gestorben."

„Was?", fuhr Sven hoch. „Dein Vater? Wie das bitte? Du hast immer gesagt, ihr habt beide Eltern verloren und seid bei Onkel und Tante aufgewachsen. War er doch nicht tot?"

„Nicht wirklich. Nur für mich und meine Schwester."

„Wie bitte? Blödsinn! War er oder war er nicht?"

„Mein Onkel und meine Tante haben uns in dem Glauben gelassen, er sei tot. Tatsächlich lebte er."

Sven sah seinen Freund entrüstet an. Machte Valentin einen Scherz? Mit dem Tod? Das sah ihm nicht ähnlich.

„Das ist… Ich weiß nicht… Redest du Scheiß?"

„Nein! Kein Scheiß! Es ist die Scheißwahrheit! Unser leiblicher Vater hat bis vor wenigen Wochen gelebt. Wir haben es nur nicht gewusst. Wir haben ihn nie kennen gelernt. Selbst seinen Namen kennen wir nicht. Nicht einmal heute. Wir wissen nur: Er muss ein bekannter Mann gewesen sein."

Valentin meinte es ernst. Wenn das Ganze auch wie ein schlechter Witz klang. Doch Valentin riss keine Witze. Nicht Valentin! Viele glaubten, er habe die Flegeljahre einfach übersprungen, so abgeklärt und vernünftig war er. Umso mehr erschütterte Sven, was er von ihm hörte. Er sah seinen Freund mit einem merkwürdigen Blick an, verwundert und erschrocken zugleich.

„Dein Vater soll tot gewesen sein und war es nicht. Er lebte, und du kanntest ihn nicht. Er hatte einen Namen, aber auch der ist dir unbekannt.

Das ist ja schlimm! Das begreife ich nicht. Warum das alles?"

„Es gab eine geheime Absprache."

„Absprache? Zwischen wem? Und warum? Damit wird es ja noch rätselhafter. Euch den Namen zu verschweigen! Welchen Sinn hat das?"

„Wir sollten keine Verbindung zu ihm aufnehmen. Hätte wir seinen Namen gekannt, wären wir sicher auf die Idee gekommen, ihn aufzusuchen, mit ihm zu sprechen und Fragen zu stellen."

„Ja und? Kinder wollen ihren Vater kennen. Das wäre doch völlig normal gewesen!"

„Aber so sollte es eben nicht sein!"

„Und was ist mit euren Zieheltern? Sie kannten ihn, wussten, wo er war?"

„So ist es!"

„Das ist nicht nur verrückt, das ist eine riesige Sauerei! Spuck deinen Leuten für dieses miese Spiel in die Visage! Das haben sie verdient."

Valentin lächelte nachsichtig, fast väterlich über Svens Zorn. Er war drei Jahre älter als Sven, um drei Jahre reifer.

„Meinen Onkel und meine Tante trifft, wenn überhaupt, nur die geringste Schuld. Sie waren gar nicht an dem Deal beteiligt. Sie haben sich nur an die bestehende Absprache gehalten, die sie auch für sich als verbindlich angesehen haben. Das fanden sie korrekt."

„Und warum haben sie jetzt geredet? Wäre es für dich nicht einfacher gewesen, alles wäre beim Alten geblieben? Jetzt, verdammt, ist deine Lage doch beschissen! Wie geht man mit so etwas um? Da wird ein neuer, aber toter Vater aus dem Ärmel geschüttelt!"

„Genau! Erst war ich wie versteinert. Dann habe ich getobt. Kannst du dir vorstellen, wie es ist, wenn du aus dir selbst rausgeworfen wirst? Du bist nicht mehr du selbst. Du stehst dir als Fremder gegenüber. Du bist zwei. Ich betrachte mein Gegenüber, und mein Gegenüber betrachtet mich. Wir sind uns fremd, aber wir kennen uns. Wir sind sogar verwandt. Mein Gegenüber bin ich. Zu Hause ist alles an seinem Platz, wie immer. Nur mich hat man verschoben, irgendwo anders hin."

„Für mich bist du der, der du immer warst: mein Freund Valentin."

„Obwohl meine Identität einfach ausgewechselt worden ist? Es ist hinterhältig, einem Menschen das Ich zu nehmen, oder? In mir ist kein Zuhause mehr. Meinen vermeintlichen Vater habe ich zweimal verloren. Zuerst hat man mir vorgespiegelt, er sei Schiffskoch gewesen und mit seinem Schiff untergegangen. Er war für mich ein Held, ein kleiner Held eben. Ich war stolz auf ihn. Jetzt habe ich ihn noch einmal verloren, seitdem ich weiß, dass es ihn nie gegeben hat."

„Vielleicht kannst du auf deinen leiblichen Vater auch stolz sein."

„Er hat mich abgelehnt, sich meiner geschämt. Er hat mir einen falschen Stammbaum untergeschoben. Ich bin das Produkt eines Betrugs, eine personifizierte Fälschung."

Mit feuchten Augen sah Valentin seinen Freund an. Sven legte den Arm um ihn und zog ihn zu sich heran. Sie sprachen kein Wort. Dann schubste Sven ihn sachte von sich:

„Du bist keine Fälschung, Valentin. Du bist heute der, der du immer warst. Du hast genug Selbstvertrauen, um zu dir zurückzufinden."

„Vielleicht. Ich habe mir keinen neuen Vater gewünscht. Meine Leute hätten besser geschwiegen. Obschon sie glaubten, einen wichtigen Grund zu haben, uns jetzt einzuweihen. Unser leiblicher Vater soll eine anerkannte Persönlichkeit gewesen sein. Davon sollen wir profitieren, gesellschaftlich, indem auch wir Vorfahren haben, auf die wir stolz sein können. Auch wir sind wer. Verstehst du?"

Die Freunde schwiegen. Die Story war zu abenteuerlich und verwirrend. Sven konnte sich keinen Reim auf diese Enthüllungen machen. Zudem fühlte er, dass noch nicht alles gesagt war; denn Valentin druckste:

„Da ist noch etwas."

„Sag schon! Schlimmer kann es ja nicht werden!"

„Nachdem ich zum Teil informiert war, wollte ich mehr wissen, nämlich alles. Diese Absprache! Zwischen wem, über was und warum. Was so vertuscht wird, stinkt doch mächtig. Vielleicht war es sogar kriminell. Ich hatte zwar Angst vor der Wahrheit. Aber ich wollte herausfinden, was da gespielt worden war."

„Ist doch klar, dass du mehr wissen wolltest. Verdammt noch mal!"

„Also habe ich gelauscht."

Valentin sprach nicht weiter. Er glaubte, Sven könne empört sein. Stattdessen sagte Sven nur ruhig:

„Und? Hätte ich auch gemacht. Was hat es gebracht? Klarheit?"

„Nein! Aber ein weiteres Rätsel.“

„Was?“ Sven sah ihn entgeistert an. „Los! Sag schon!“

Valentin warf Sven von der Seite einen Blick zu, als wäge er ab, ob er weitersprechen oder besser schweigen solle. Sven bemerkte das Zögern:

„Nur wenn du willst, sprich mit mir darüber. Wenn du aber Angst hast, ich könnte plaudern, glaub mir: Es bleibt unter uns. Nur du bestimmst, was weitergetragen werden darf. Zufrieden? Wir sind doch Freunde!“

Leon

Der ICE aus Zürich fuhr mit zwanzigminütiger Verspätung im Kölner Hauptbahnhof ein. Leon war nicht zu übersehen. Sein graumelierter Kopf mit der hohen Stirn überragte alle Mitreisenden. Er hatte mit seiner Familie Ferien in der Schweiz gemacht. Während ihn die Pflicht zurück nach Köln rief, blieb Isabell mit den Kindern und einer Freundin in deren Ferienhaus in Davos.

Da Laura Einzelheiten des Nachlasses mit Leon besprechen wollte, hatte sie sich mit ihm am Bahnhof verabredet, um nach seiner Ankunft im Dom Hotel bei einem Imbiss seinen Rat einzuholen.

Als Leon Laura sah, eilte er auf sie zu, ließ den Koffer fallen und nahm sie in den Arm.

„Du siehst wieder gut aus", lachte er zufrieden. „Du warst bei der Beerdigung leichenblass."

„Es kam alles so plötzlich! Und die Umstände!"

„Ich weiß!"

„Jetzt geht es mir wieder besser. Ich bin zufrieden."

„Was macht Sven? Wie hat er die Dinge verkraftet?"

„Sven ist sehr erwachsen. Er war mir eine große Stütze. Neuerdings hat er eine Freundin, nichts Ernstes, denke ich. Aber sie lenkt ihn ab. Und er hat seinen Sport. Das ist gut für ihn."

Während sie aßen und sprachen, stellte sich heraus, dass die anstehenden Fragen des Nachlasses schwieriger als angenommen waren. Bei einem einzigen Tischgespräch konnten sie nicht geklärt werden. Da Leon an den folgenden Tagen Termin um Termin in der Bank abzuarbeiten hatte, suchte er Laura des Abends auf, um ihr mit seinem Rat zur Seite zu stehen. Zunächst blieb er bis spät in die Nacht. Dann, am dritten Tag, bezog er Lauras Gästezimmer.

„Solange meine Familie in Davos ist", erklärte er. „Außerdem bin ich nicht gern allein."

Er liebte zum Essen ein Glas Rotwein, danach seine Ruhe. Er drängte sich weder durch Gespräche noch durch Wünsche auf. Er war einfach da, löste Lauras Probleme und füllte, wie nebenbei, die Einsamkeit auf. Seine Anwesenheit war so angenehm, dass Laura bereits ahnte, wie sehr sie ihn vermissen würde, wenn diese Tage zu Ende gingen.

Pflichtgemäß rief Leon täglich Isabell an, um über seinen Tagesablauf zu berichten.

„Sprichst du auch über unsere Abende?", fragte Laura.

„Das muss nicht sein. Du weißt doch, wie sie ist."

An einem der folgenden Tage bat Leon, Laura möge ihn zu einem Bankett ins Hotel Maritim begleiten.

„Oder ist es nach Georgs Tod zu früh? Skrupel?"

„Nein! Es sind Wochen verstrichen. Ich gehe sogar gerne mit."

An diesem Abend sah Laura Leon zum ersten Mal mit anderen Augen. Nicht als ihren und Georgs Freund, als Berater in kritischen Zeiten. Sie hatten auf Reisen und beim Golf viel Zeit miteinander verbracht, aber auf Distanz, als hätte eine Glaswand zwischen ihnen gestanden. Jetzt gab es keine Begrenzung mehr. Die Glaswand fing nichts mehr ab. Seine Haltung, sein Blick, seine Stimme drangen ungehindert zu ihr durch und berührten ihre Haut und alles, was darunter lag. Seine Nähe stieß erotische Schwingungen an, die sie aus vergangenen, glücklicheren Tagen kannte. Es waren Wellen wie von einem vorbeiziehenden Schiff, die ans Ufer trafen. Kleine, zarte, flüsternde Wellen.

Schon lange vor Georgs Tod hatte Laura nicht mehr mit ihrem Mann geschlafen.

„Ich vermute, ich bin frigide“, gestand sie damals ihrem Gynäkologen.

„Aber nein!“, widersprach er. „Sie sind ihres Mannes überdrüssig. Verzeihung, wenn ich so ehrlich bin. Aber vielen Frauen geht es ähnlich. Vor allem, wenn Kinder da sind. Mit einem anderen Partner haben sie dann wieder Gefühle. Das soll keine Aufforderung zum Seitensprung sein. Es ist nur ganz einfach die Wahrheit.“

Seinerzeit hatte Laura nachsichtig nur still gelächelt: Er kannte nicht die Realität, die sie unter Verschluss hielt, die weder er noch andere kennen sollten. Aus heutiger Sicht musste sie ihm Recht geben; denn nun saß Leon vor ihr und löste Verlangen aus. Verlangen nach Wärme, nach Liebe. Nein, nicht Liebe. Nach geliebt zu werden! Das war etwas anderes. Man blieb frei, ungebunden, ohne Pflicht. Der Rückzug lag offen, wann immer man ihn antreten wollte. Sich lieben, solange es schön war, solange die Liebe nicht forderte, einengte oder Besitz ergriff.

An einem dieser Abende stand Laura plötzlich auf, trat hinter Leon und legte ihre Hände auf seine Schultern:

„Möchtest du heute Nacht bei mir bleiben?"

Leon bog schweigend den Kopf zurück. Seine rechte Hand suchte ihre linke auf seiner Schulter:

„Du ahnst nicht, wie oft ich des Nachts schon bei dir war."

„Das hast du aber gut verborgen."

„Ich bin Banker."

Laura lachte und hockte sich vor ihn:

„Sind Banker eine besondere Sorte Mensch?"

Leon schwieg. Sein Gesicht verschwamm für kurze Zeit hinter dem bläulich weißen Rauch seiner Zigarre, der kräuselnd zur Decke stieg. Das Lächeln um seinen Mund war von einem unbeschreiblich warmen Zauber. Seine Augen wurden klein, bis sie nichts als einen funkelnden Punkt in der Mitte frei ließen. Man sah ihm an, er genoss den Augenblick, die Süße einer angebrochenen Stunde und hielt den Augenblick danach bereits im Arm.

Spannung füllte den Raum. Die Zeit hatte eine schillernd bunte Farbe angenommen. Die Stille sang leise ihre verzaubernde Melodie. Daneben zählte nichts. Alles Übrige versank. Laura war wie in einem Sog gefangen. Sie ließ sich fallen in einen Traum, der ihr gemeinsames Flüstern umschloss. Leicht und rhythmisch schwebten sie aufeinander zu und auseinander. Ein Pas de deux voller Zärtlichkeit. Die Zeit stand still. Nur die Uhr schlug die Stunde.

Erst in der Nacht, als das Beben ihres Körpers unter seinem Gewicht verebbte, ergoss sich seine angestaute Kraft in der Tiefe ihres Geschlechts. Danach war er matt. In seiner Schwäche wirkte er verletzlich wie ein Kind. Laura liebte ihn in diesem Moment mehr, als sie wollte. Unsagbar zärtlich glitt ihre Hand seinen Rücken entlang, und ihre Lippen flüsterten unsinnige Liebkosungen an seinem Ohr.

Dann kam Isabell zurück. Damit endeten die Tage mit Leon. Beim Abschied fragte er:

„Ich hoffe, du bist nicht traurig, weil ich nun mein gewohntes Leben wieder aufnehmen muss?"

„Mach dir keine Sorge!"

„Willst du mich nicht bitten, bald wieder zu kommen?"

„Nein! Du wirst kommen, wenn du willst."

Er stand unschlüssig vor ihr:

„Aber du fragst dich sicher, ob ich komme!"

„Tu ich nicht! Warum sollte ich?"

„Willst du überhaupt wissen, was ich tun werde?"

„Nein!"

Leon sah in Lauras Augen. Augen, die wie Kastanien glänzten, deren Schale gerade geplatzt war. Sie waren unergründlich tief und verrieten nichts. Am liebsten hätte er eine Antwort erzwungen, war er es doch gewöhnt, dass jede seiner Fragen beantwortet wurde. Aber hier war nicht das Terrain der Bank. Hier stand er vor einer Frau, die nicht wie andere Frauen war. Sie klammerte, weinte und bat nicht. Sie konnte die Luken dicht machen: nichts rein, nichts raus! Sie sah ihn mit den Augen einer schönen Frau wie aus einem Gemälde an. Sie war nicht nur für Georg eine

Aufgabe gewesen. Sie war es auch für ihn. Ihre rätselhafte Härte weckte Neugier, Zorn und Hilflosigkeit in ihm und das unglaubliche Verlangen, sie an sich zu reißen, sie zu küssen, jetzt, hier auf der Stelle. Das ihm, dem nüchternen Finanzmenschen, Ende Sechzig, Vater von drei erwachsenen Kindern und durchaus erfahren im Umgang mit Frauen! Er geriet aus den Fugen, durch sie.

Dezent hatte sie sich für Nächte voller Zauber angeboten. Jetzt galten die Regeln des hellen Tages. War sie so krass oder täuschte sie? Beugte sie vor, um nicht verletzt zu werden? Wie würde er sich nach ihr verzehren, nach dem Duft ihres Haares, dem Atem an seinem Ohr. Natürlich würde er wieder kommen, auch ohne ihr Flehen. Selbst dann würde er kommen, wenn sie ihn auf den Knien liegend bitten würde, nicht zu kommen. Er war ein Narr.

Stolpersteine

Es nieselte, als Laura sich auf den Weg machte. Sie wollte die Klinik aufsuchen, die Georg so viel bedeutet hatte. Den Ort, an dem er den Großteil seines Lebens verbracht und wo der Tod ihn überrascht hatte.

Als eine Bö Blätter hochwirbelte, hielt sie sekundenlang den Schritt an. Sie hatte das Gefühl, schutzlos im Wind zu stehen, allein, ohne Halt, als wäre das Zelt um sie herum abgerissen worden. Sie war einsam.

Georg fehlte. Seine Person, seine Stellung hatten sie abgesichert. Er hatte Rückendeckung gewährt. Wenn ihre Beziehung auch abgekühlt war, sie hatten Gedanken ausgetauscht. Das Echo war nun verstummt. Eine Wand war weggebrochen und hinterließ ein Loch, durch das Kälte und Unsicherheit krochen. Er war gegangen und hatte die zu ihm gehörenden Geräusche mitgenommen. Nur sein Geruch nach Harz und Wein durchzog noch immer die Räume wie ein Parfum. Wenn sie es einsog, umklammerten Erinnerungen ihr Herz.

Sie hatte zwar Sven. Aber er war noch ein halbes Kind. Seine Welt war jung und unverbraucht. Er bewohnte eine andere Ebene. Das war gut für ihn.

Da war auch Leon, dessen Liebe sie genoss. Aber er gehörte nicht an ihre Seite. Wenn er seine Gedanken und Sorgen auch mit ihr teilte, das eheliche Bett teilte er mit Isabell.

Laura war ohne Illusionen: Manches würde sie heute anders machen. Würde! Zwei Silben, die Versäumnisse bargen, in denen Einsicht, Erfahrung, Wünsche und auch Schuld lagen. Schätze aber auch Lasten des Älterwerdens.

Sie hatte Georg für seine Affäre mit Schweigen bestraft und ihn abgewiesen. Durch seinen Tod im Bett einer anderen Frau hatte er sich gerächt. Waren sie damit quitt? Es gab Unterschiede: Sein Leben war ausgelebt gewesen. Ihres lag vor ihr, behaftet mit der Schuld ihrer Unversöhnlichkeit. Die hatte Georg stetig weiter fortgetrieben, den Keil zwischen ihnen immer tiefer in die Erde gerammt.

Es waren die Steine einer gemeinsamen Vergangenheit, die den Weg blockierten, den sie jetzt alleine, ohne Georg, gehen musste. Sie wollte den Weg frei räumen! Stein um Stein! Es war das Erbe, das Georg ihr hinterlassen hatte und nicht ausgeschlagen werden konnte. Seine Macht über sie war immer noch da. Sie hatte ins Reine zu kommen mit der Vergangenheit, aus der die Zukunft leben musste. Svens Wohl war das Wichtigste. Alles wollte sie dem unterordnen.

Als ersten und größten Stolperstein auf ihrem Weg hatte sie Georgs ehemalige Geliebte, Dr. Maria Garbow, ins Visier genommen. Die blonde Kollegin aus Kasachstan. Diesen Stein zu heben, war sie unterwegs. Ohne dieser Frau gegenübergestanden zu haben, wäre immer eine Rechnung offengeblieben. Natürlich hatte sie sich gefragt, ob die Begegnung hilfreich sein würde. Ihr verzeihen? Unmöglich! Zu verzeihen, war ihr schon immer schwergefallen. Ihr Gedächtnis funktionierte zu gut. Und ihr Starrsinn war sehr ausgeprägt. Ein Kollege hatte sie einmal nach ihrem Sternzeichen gefragt.

„Elefant!", hatte sie geantwortet.

Er hatte verstanden.

Also! Was wollte sie? Ja, sie wollte frei werden von Emotionen, die sie überfielen, wenn sie an diese Frau dachte. Frei von Hass, dem Gefühl, erniedrigt worden zu sein, frei von dem Gedanken, dass diese Frau Georg mehr hatte geben können, als sie, die ihn geliebt hatte. Aber sie wollte „Blond" auch demütigen. Mit ihrem Erscheinen zeigen, wie sehr sie herabsah auf das Amüsement ihres Mannes.

Erstaunt sah Frau Garbow hoch, als Laura ohne Ankündigung vor ihr stand. Die Geliebte a. D. wusste sehr genau, wer sie da aufsuchte. Ihr Erschrecken verriet es. Sie wich im Sessel so weit zurück, wie die Lehne es erlaubte. Aber sie fing sich wieder. Langsam nahm sie den Oberkörper nach vorne, straffte die Schultern und stand auf. Sie räusperte sich.

„Oh! Sie? Ich bin…Darf ich ihnen etwas zum Trinken anbieten?", fragte sie dann mit fester Stimme.

Laura blieb die Antwort schuldig. Es schien ihr zu makaber, einen Kaffee von der Frau anzunehmen, deren Schenkel Georg bedient hatten.

„Kann ich etwas für sie tun? Brauchen sie Unterlagen? Haben sie Fragen?"

Das klang nicht mehr so selbstsicher. Sie rätselte offenbar, woran sie war. Kein Wunder bei einem stummen Gegenüber, das sie anscheinend als Bedrohung empfand. Unsicherheit macht ängstlich. Wahrscheinlich wünscht sie mich zum Mond, überlegte Laura.

„Sie haben einen falschen Eindruck von mir", versuchte Frau Garbow es dann entschuldigend, hilflos die Schultern hebend.

Ganz gewiss, dachte Laura. Sich jetzt reinwaschen! Alles war ganz anders gewesen. Man musste es einfach anders sehen. Ein sauberes Verhältnis sozusagen, ein kleines, ein harmloses. Vielleicht ein edles? Echte Liebe auf dieser schrecklichen Welt! Eine kleine, heile Insel der Hingebung! Halb so schlimm also! Glühte da nicht ein Heiligenschein auf dem güldenen Haar? Du falsche Schlange! Kobra! Aber beißen kann ich auch! Laura hatte Mühe, nicht loszuschreien.

Es blieb still zwischen den Frauen, kühl, fast eisig wie in einer frostigen Winternacht. Bisher gab es keinen Sieger, keinen Verlierer. Doch man war noch nicht am Ende. Was sagte Sven immer, wenn es ums Tennis ging: Der letzte Ball entscheidet das Spiel!

Frau Garbow setzte sich wieder. Nur ihre Hände sprachen. Sie drückte sie so krampfhaft gegeneinander, dass die Knöchel weiß hervortraten. Die Haut darüber drohte zu zerreißen. Sie war in die Enge getrieben!

„Ich weiß nicht, warum sie gekommen sind. Was wollen sie? Das Schweigen führt doch zu nichts."

Und ob, frohlockte Laura innerlich. Schweigen zermürbt, erdrückt, drängt rückwärts. Lässt die Haut über den Knöcheln fast zerreißen! Ihr Kommen, ihr Schweigen wirkte. Dieser Triumph tat gut! Der Triumph des Elefanten!

Als hätte Frau Garbow ihre Gedanken erraten:
„Sie wollen Rache! Mich fertigmachen!"
Die zittrige Stimme verriet verhaltene Tränen.
Rache steht mir zu! Laura fixierte stumm ihre ehemalige Rivalin. Gut, dass sie das wenigstens empfinden, Frau Kollegin!
„Ich habe auch gelitten", jammerte Maria Garbow. „Es war eine schrecklich Nacht, als das alles passierte. Sie ahnen nicht, was hier los war. Ein Auflauf von Polizei. Neugierige Patienten auf den Gängen. Glotzendes Personal. All die peinlichen Fragen. Die hämischen Gesichter. Ich leide täglich unter Albträumen. Seine Spuren in dieser Klinik sind überall. Ich kann ihnen nicht ausweichen. Sie verfolgen mich. Ich werde noch verrückt darüber."
Hoffentlich, dachte Laura kalt.
„Könnte ich nur alles ungeschehen machen!"
Die Weisheit danach! Wie immer, zu spät. Würden die Menschen vorher darüber nachdenken, was sie zu tun beabsichtigen, anstatt später klug daherzureden, es gäbe weniger Elend auf der Welt.
Maria Garbow sank mit hilfesuchendem Blick in ihrem Sessel zusammen. Lauras gnadenlose Augen stachen wie Messer nach. Weinend hob „Blond" die Hände:
„Verzeihen sie mir! Bitte!"
Laura wandte sich ab und zog die Tür hinter sich zu. Sie war weder zufrieden noch unzufrieden. Sie hatte es hinter sich gebracht. Diesen Punkt ihrer Liste abgearbeitet. Aber hatte sie damit die Waage wieder ins Gleichgewicht gebracht? Oder waren die Gewichte ungleich verteilt? Plötzlich tauchte Isabell in ihren Gedanken auf. Und Leon. Ihr

fielen die vielen Stunden ein, die er seiner Frau stahl, um bei ihr zu sein. Isabell hatte keine Ahnung davon, noch nicht. Aber wenn sie erfuhr, dass Leon sie betrog, mit der Frau seines Freundes…! Es war nicht auszudenken. Isabell würde ihr ins Gesicht spucken, auf sie losgehen. Zu Recht! Vielleicht würde auch Isabell darauf warten, dass sie flehte: „Verzeih mir!"

Laura beschleunigte ihre Schritte. Nichts wie weg! Sie lief vor sich selbst davon, vor Isabell, vor den wilden Ahnungen, die sich vor ihr auftürmten wie dunkle Gewitterwolken. Ihr Gewissen schlug an. Wo war ihre Moral, wo war Recht und Unrecht? Sie hatte sich ein Gerüst gezimmert, das auf wackligen Füssen stand und einzustürzen drohte. Nichts war mehr im Lot! War sie besser als „Blond"? Den Weg zu ihr hätte sie sich sparen können. Es gab Steine, die waren für sie zu schwer, um sie beiseite zu schieben. Sie mussten liegen bleiben.

Ein Freund

Nach Lauras Hochzeit hatte Karl sich zurückgezogen. Er war weniger gekränkt, als verlegen. Seine unflätige Bemerkung über Georg, die ihm einst über die Lippen gekommen war, stand zwischen ihnen. So schrieb er zu Lauras Hochzeit nur ein paar Zeilen:

> Liebe Laura,
> wie immer gehst Du Deinen Weg. Ich hoffe, es ist ein langer Weg ins Glück.
> Dir und Deinem Mann herzlichen Glückwunsch.
> In Verbundenheit
> Karl

Laura hatte sich zuweilen gefragt, ob ihr Leben anders verlaufen wäre, wenn sie statt Georg einen anderen ihrer Verehrer geheiratet hätte. Da wären einige in Frage gekommen, die es bei ihr versucht hatten. Auch Karl. Gemocht hatte sie ihn, etwas mehr als andere, weil er so ehrlich und direkt war. Geliebt hatte sie ihn nicht. Dem hatte Georg im Weg gestanden. Auch jetzt würde sie wieder nur Georg wählen. Er war ihre große Liebe gewesen. Das allein hatte gezählt. Wenn mancher auch geglaubt hatte, Georgs Stellung habe sie beeindruckt.

Heute wusste sie, dass der Altersunterschied Probleme barg, die sie unterschätzt hatte. Weitere kamen ohnehin hinzu.

Falsch war es gewesen, zu Georgs Seitensprung geschwiegen zu haben. Sie hatte ihn damit gestraft, ohne das Problem zu lösen. Im Gegenteil, die Lage war verschärft worden. Hätten sie nur miteinander geredet! So wären die Fehler aufzuarbeiten gewesen. Fehler von beiden Seiten. Schweigen führt zu nichts. Schweigen erdrückt. Schweigen ist die unerbittlichste Erwiderung, die es gibt.

Karl war Orthopäde geworden. Er hatte eine Praxis am Ring, eine Frau, die zwei Jahre älter war und eine Tochter.

Sie pflegten keinen privaten Kontakt. Beruflichen schon. Als Internistin wies Laura ihm Patienten zu, die der entsprechenden Behandlung bedurften. Umgekehrt hielt Karl es ebenso. Die sich daraus ergebende Verbindung war zwar beruflich, aber herzlich. Am Telefon klang ihr Gespräch meist mit einem kleinen, persönlich gehaltenen Anhang aus: Und sonst? Wie ist es? Gut! Und selbst? Auch! Na denn und Tschüss!

Eine einfache, wortkarge, aber aussagefähige Umgangsart, vor allem bei Kölnern beliebt.

Jetzt nach Georgs Tod hatte Karl seinen Besuch angekündigt. Er wollte Beileid wünschen. Ein alter Freund, der über viele Jahre einer geblieben war. Typisch Karl. Genau das schätzte Laura. Sie freute sich.

Pünktlich wie angekündigt, stand er in der Tür, ohne Frau und Tochter. Es war ein Mittwochnachmittag. Er hatte Zeit und einen kleinen Blumenstrauß in der Hand. Er umarmte Laura.

„Ich freue mich, dich zu sehen. Nach so langer Zeit. Wenn der Anlass auch weniger schön ist."

„Lieb von dir, zu kommen."

„Nicht mehr böse mit mir?"

„Unsinn! Warum sollte ich?"

„Bin damals auf dem falschen Hufschlag galoppiert."

Laura lachte.

„Passiert eben bei Vollblütern. Längst vergessen!"

„Es scheint dir gut zu gehen. Das freut mich."

„Es liegt eine schlimme Zeit hinter mir."

„Das hat sich herumgesprochen."

Ein harmonischer Nachmittag schloss sich an. Er dehnte sich bis in den Abend aus. Den persönlichen Kontakt wollten sie auch künftig nicht abbrechen lassen. Freunde waren selten. Vor allem selbstlose und ehrliche. Nicht solche, die nur feiern, lachen und tafeln wollten, die nach Georgs Tod in der Versenkung verschwunden waren, aus Angst, in die Pflicht genommen zu werden. Nein! Freunde, die zur Stelle waren, wenn sie gebraucht wurden, die bereit waren, auch schlechtere Tage miteinander zu teilen. Karl gehörte zu ihnen. Laura dankte es ihm. Es war eine Freundschaft, die Zeit und Unwetter überdauern würde.

Svens Verdacht

Als Karl seinen Wagen startete und langsam davon fuhr, winkte Laura ihm lächelnd nach. Sein Besuch hatte ihr gut getan.

Im Haus kam Sven auf sie zu.

„Mama, darf ich etwas mit dir besprechen?"

Tagelang hatte es an ihm gefressen. Tagelang hatte er sich nicht getraut, mit seiner Mutter zu reden. Jetzt musste es heraus.

„Du kannst immer mit mir reden! Warum fragst du?"

„Es ist etwas Ernstes!"

Laura zuckte zusammen. So sprach Sven sonst nicht.

„Fliegst du von der Schule?"

Plötzlich hörte sie Georgs warnende Worte über Sport und die möglichen Folgen, wenn man übertrieb.

„Quatsch, Mama. Natürlich nicht."

„Du bleibst hängen?"

Sven schüttelte entrüstet den Kopf:

„Auch nicht! Was denkst du nur? Ich stehe im Schnitt ‚Gut'. Ist das nichts?"

Laura sah ihren Sohn auffordernd und ungeduldig an:

„Du sagst jetzt sofort, worum es geht!"

Sven setzte sich und begann ungewöhnlich vorsichtig:

„Du kennst Valentin?"

„Deinen Freund? Vom Sehen. Warum?"

„Kannst du dir vorstellen, dass er mit mir verwandt ist?"

„Blödsinn!"

„Scheint aber doch!"

Laura sah ihren Sohn erstaunt, mehr noch verärgert an.

„Ich kenne unsere Verwandtschaft. Von beiden
Seiten. Selbst die weitläufigsten Exemplare. Ich
wüsste nicht, über welche Ecke dein Freund Valentin dazugehören könnte."

„Über Vater!"

Welch kindliches Geschwätz! Sven war doch
sonst so vernünftig. Die beiden Jungen waren
gute Freunde, aber nicht verwandt. Es verbanden
sie Sport, Musik und Bücher. Jugendliche Roman-
tik schien sie in Wunschträume mit phantasievol-
len Blüten getrieben zu haben.

„Sven, was ist denn in dich gefahren. Du spinnst
dir da etwas zurecht. Über Vater! Über deinen
Vater? Wie denn, bitte?"

„Valentin könnte sein Sohn sein."

Einen kurzen Moment hielt Laura die Luft an.
Ungläubig starrte sie ihren Sohn an.

„War das ein Witz?"

„Nein! Keineswegs! Es gibt Gründe, so etwas
anzunehmen. Ich rede nicht daher."

Fassungslos schüttelte Laura den Kopf. Gründe? Wie konnte Sven auf diesen verrückten Gedanken verfallen! Schließlich lachte sie schallend:

„Niemals, Sven! Niemals! Davon wüsste ich.
Wie alt ist Valentin?"

„Achtzehn."

„Drei Jahre älter als du. Also stammt er aus einer Zeit, die vor der Unsrigen liegt. Warum sollte

dein Vater nie darüber gesprochen haben? Es gab keinen Grund, die Vergangenheit zu verschweigen. Tu den Gedanken ab. Es ist einfach irrsinnig."

Sven ließ sich nicht durch Lauras Worte beeindrucken. Er war sich sicher. Er konnte offen mit seiner Mutter reden. Valentin hatte es ihm erlaubt. Er gab das Gespräch mit Valentin wieder, vergaß keine Einzelheit. Er schilderte, wie Valentin aus Neugier gelauscht hatte und der Name „Petri" gefallen war. Selbst der Todestag beider Väter - oder des einen Vaters beider Söhne - stimmte nach Svens Worten überein.

Als Laura das hörte, wurde sie stutzig. Die Details, die Sven berichtete, erschreckten sie. Es war unglaublich, aber plausibel. Unruhe befiel sie, obschon sie das alles nicht glauben wollte. Nach längerem Schweigen meinte sie:

„Der Name ‚Petri' ist keine Seltenheit. Andere heißen ebenso und können gemeint sein. Gelauscht wird oft aus größerer Entfernung; kein Lauscher will erwischt werden. Der Name kann ähnlich geklungen haben, kann in einem anderen Zusammenhang gefallen sein. Es können Silben oder Worte verschluckt worden sein. Es gibt also viele Möglichkeiten, die dich irreleiten können. Ich halte es für ausgeschlossen, dass dein Vater auch Valentins Vater ist."

Laura sprach mit fester Stimme, die Sven überzeugen und eigene Zweifel verbergen sollte.

Spurensuche

Sven hatte eine unglaubliche Vermutung geäußert. War Valentin Georgs Sohn? Und sie selbst sollte davon nicht die leiseste Ahnung gehabt haben? Laura suchte Klarheit, wollte Gewissheit.

Georg war tot, aber seine Vergangenheit lebte. In seiner Biographie fehlten Blätter, die sie finden musste. Solange die Vergangenheit ein Verwirrspiel trieb, war die Gegenwart ein Hort der Unruhe. Sie lebte in der Gegenwart. Sie wollte Ruhe. Gab es in Georgs früherem Leben ein dunkles Kapitel? War er in etwas verstrickt, von dem sie nichts wusste? Was könnte ihn dazu getrieben haben, sein Kind zu verleugnen?

Zuerst war sie nur geschockt gewesen. Dann folgte ein Gefühl zunehmender Unsicherheit. Der Gedanke an Valentin, den schmalen, blonden Jüngling, den sie nur einmal beim Training gesehen hatte, ließ sie nicht mehr los.

Sie versuchte, seine Herkunft anhand von Georgs Unterlagen zu klären. Nicht ein einziger Beleg fiel ihr in die Hand, der auf Georgs Vaterschaft deutete. Sollte er der Vater sein, musste es Kontakte gegeben haben. Briefe! Überweisungsträger! Hatte sie Unterlagen übersehen? Bei seinen Konten wäre ihr eine regelmäßige Zahlung an einen ihr unbekannten Empfänger aufgefallen. Vielleicht existierte ein schwarzes Konto, „Edelweißblüte" oder „Gletschergold", von wo aus überwiesen worden war. Kein Hinweis! Wurden Angehörige nach dem Tod des Kontoinhabers nicht über den

Stand des Vermögens informiert? Sofern die Bank die Angehörigen überhaupt kannte! Gab es Angehörige einer anderen Linie? Oder war Georg absolut perfekt vorgegangen? Hatte kalt geplant und den Plan jahrelang minutiös eingehalten? An ihr vorbei! Konnte man ein Kind verschwinden lassen, wie ein Schmuckstück im Tresor? Das alles schien ihr mehr als spektakulär. Da sie keinerlei Anhalt dafür fand, dass Geld geflossen war, wertete sie dies als einen Beweis, der gegen Georgs Vaterschaft sprach.

Warum sollte er auch geschwiegen haben, wenn Valentin wirklich sein Sohn war? Bis zu dem Tag, da er um ihre Hand angehalten hatte, war jedes Kapitel seiner Biographie einzig seine Angelegenheit gewesen. Sollte er allerdings auch in ihrer gemeinsamen Zeit geschwiegen haben, so wäre sie wie er betroffen. Hatte er so wenig Vertrauen zu ihr gehabt? Außerdem war Sven ein Einzelkind; ihm den Halbbruder vorzuenthalten, wäre herzlos gewesen. Sie konnte sich nicht vorstellen, dass Georg so weit gegangen wäre.

Nachdem sie glaubte, alle Möglichkeiten durchgespielt zu haben, gab es nur noch eine Option: Wenn auch nur ein Funke Wahrheit hinter dem Verdacht einer ihr nicht bekannten Vaterschaft steckte, musste Georg mit einer verheirateten Frau ein Verhältnis gehabt haben. Um seinem Ruf nicht zu schaden, könnte er das Kuckucksei in das Nest eines fremden Mannes gelegt und sich aus dem Staub gemacht haben. Aber! Einer Frau ein Kind machen und einem anderen die Zeche überlassen! Das entsprach Georg nicht. Er war ja kein Krimineller! Oder hatte eine ausweglose Situation ihn dahin getrieben, selbst das in Kauf zu nehmen?

Wo auch immer sie in ihren Gedanken ansetzte, sie kam nicht weiter. Wahrscheinlich war alles weniger problematisch, als sie annahm. Sie war nur bisher nicht auf die richtige Lösung gestoßen. Weil sie befangen war. Ganz klar: Sie würde weiter forschen, aber sich selbst nicht verrückt machen. Ein Weg blieb ihr offen: Sie konnte Valentins Elternhaus aufsuchen, um dort die Wahrheit zu erfragen.

Auf den Fersen

„Leon hat sich sehr verändert", schrieb Isabell an ihre Freundin Lore in Zürich. „Er ist abweisend und kalt geworden. Ich glaube, dass er mich betrügt!"

Sie verdächtigte ihn schon seit geraumer Zeit. Es war anders als sonst und schien ernst zu sein. Frühere Affären waren Durchlaufposten gewesen, die er weggesteckt hatte. Diesmal hatte es ihn getroffen. Isabell hatte oft das Gefühl, Leon sähe durch sie hindurch, als befände er sich in einer Art Trance. Dann wieder war er voller Unruhe, zerstreut oder schien erregt, ja fast elektrisiert.

„Du äußerst einen schwerwiegenden Verdacht", schrieb Lore zurück. „So, wie ich Leon kenne, ist es kaum vorstellbar, dass er ein ernsthaftes Verhältnis hat. Ich denke, du musst dir Klarheit verschaffen. Mit einer solchen Ungewissheit lässt sich nicht leben."

Klarheit! Isabell überlegte, wie sie vorgehen sollte. Am einfachsten wäre gewesen, Leon zur Rede zu stellen. Aber seine Antwort wusste sie im Voraus:

„Purer Unsinn!"

Leon gehörte nicht zu denen, die Schuld eingestanden. Außerdem fühlte sie sich seiner Redegewandtheit nicht gewachsen. Ein Gespräch mit ihm schied also aus.

Sollte sie jemanden aus ihrem Freundes- oder Bekanntenkreis ins Vertrauen ziehen? Nein! Das war ihr zu peinlich. Schließlich hatte sie einen Namen zu verlieren.

Sie musste also selbst tätig werden, sich höchstpersönlich auf seine Fersen heften. Unauffällig versteht sich.

Sie entwarf Pläne, verwarf sie jedoch wieder. Fast alle schienen ihr zu riskant, weil sie nicht entdeckt werden durfte. Dann stand ihr Plan. Sie bereitete ihn Schritt um Schritt bis ins kleinste Detail vor. Eventualitäten eingerechnet. Es blieb nur noch ein günstiger Zeitpunkt abzuwarten, um ihr Vorhaben auszuführen. Schon jetzt raste ihr Puls wie wild, wenn sie sich vorstellte, Leon zu verfolgen. Aber es musste sein.

Sie war sich ihrer Gefühle schon lange nicht mehr sicher. Zerrissen zwischen Liebe und Hass, wollte sie nicht in seinen Armen liegen, ihn aber trotzdem nicht hergeben. Verlieren konnte sie nicht! Verlieren stand ihr nicht! Sie war gewohnt, zu behalten, was ihr gehörte. Und sie betrachtete Leon als ihren Besitz. Inzwischen war sie sich fast sicher, dass er sie betrog. Mit aller Kraft hasste sie die Frau, die ihren Platz in seinem Herzen eingenommen hatte. Diesem Hass musste sie ein Gesicht geben. Sie musste wissen, wer die Person war.

Schon der frühe Morgen kündigte an: Es würde ein schöner Tag werden. Der Himmel strahlte azurblau. Kühle Luft spendete wohltuende Frische. Der Duft nach gemähtem Gras strömte durchs Fenster. Ein Tag, der nicht geeignet schien, böse zu enden oder gar ein Drama einzuleiten. Ein schöner Tag, der anders endete, als er sich angepriesen hatte.

„Ich habe gegen Abend ein Kundengespräch", kündigte Leon an. „Es kann spät werden, Liebling."

Das Wort „Liebling" ritzte wie ein Skalpell Isabells Haut. Ihr Hals zog sich zusammen, als habe sie saure Stachelbeeren gegessen. Aber sofort reagierte sie, wie in ihrem Planspiel vorgesehen. Sie warf sich in ein elegantes Kostüm, legte eine schwere Goldkette um den Hals und sprühte ein Parfum von Hermès aufs Haar.

„Ich habe ein Treffen mit einigen Frauen im Cafe Eigel. Habe ganz vergessen, es dir zu sagen", flötete sie wenig später. „Du weißt, so ein Klatsch kann dauern. Warte also bitte nicht."

Sie küsste ihn flüchtig und verließ vor ihm das Haus im Merrillweg. Sie bestieg das bereits bestellte Taxi und bat den Fahrer, anzufahren und den Wagen verdeckt zu parken. Dort warteten sie geduldig, bis auch Leons Wagen aus der Garagenausfahrt auf die Fahrbahn rollte.

In nicht allzu schneller Fahrt folgten sie Leons silbergrauem BMW zunächst über die A 555. Am Bonner Verteiler bog er rechts in den Militärring ein. In Höhe der Berrenrather Straße verloren sie Leons Wagen fast aus den Augen, da sich ein blauer Kombi zwischen Taxi und BMW geschoben hatte. Doch kurz danach bog der Kombi links ab und gab die Sicht nach vorne wieder frei.

Als der BMW vom Militärring nach rechts in die Dürener Straße einfuhr, beschlich Isabell ein mulmiges Gefühl. Die unterschwellige Ahnung schlug in blankes Entsetzen um, als Leon nach wenigen Metern links die Max-Bruch-Straße ansteuerte, in der Laura wohnte. Sie fuhren hinterher.

„Halt!", befahl sie mit heiserer Stimme und verfolgte gebannt, wie Leon vor dem Haus von Laura hielt und ausstieg.

„Wir sind da", sagte sie leise. „Danke!"

Mit zitternder Hand kramte sie nach Geld und bezahlte. Das Taxi wendete und fuhr davon. Isabell fühlte sich einer Ohnmacht nah. Sie wankte, aber sie stand und versuchte, ruhig zu werden. Den Gedanken, ins Haus zu gehen, verwarf sie. Sie würde nicht verkraften, Leon und Laura gegenüberzustehen. Aber es gab in ihrem Plan Alternativen.

Isabell ging zu Leons Wagen und schloss ihn mit dem Zweitschlüssel auf. Sie zog den Fahrersitz nach vorne und stellte die Spiegel auf Sicht. Dann startete sie. Während ihr auf der Heimfahrt Tränen durchs Gesicht liefen, hielt Leon Lauras Körper in seinen Armen.

Das gestohlene Auto

Der Schreck schoss Leon in alle Glieder, als er zwei Stunden später seinen Wagen nicht fand. Er spähte die Straße auf- und abwärts und schüttelte verwundert den Kopf.

„Hier! Genau hier habe ich ihn doch abgestellt. Oder?"

„Du musst es wissen", Laura war ratlos. „Ich habe nicht darauf geachtet."

Leon stürzte zurück ins Haus.

„Er ist gestohlen! So eine Frechheit! In dieser vornehmen Gegend! Ich muss die Polizei einschalten!"

„Auf jeden Fall!"

„Aber vor deiner Tür! Dann hängst du in der Sache drin. Das will ich nicht!"

„Egal, Leon! Es geht nicht um mich. Es geht um dein Auto. Du musst den Wagen als gestohlen melden. Den Standort gibst du besser korrekt an. Wenn du auf Fragen der Polizei widersprüchliche Angaben machst, wird es nur noch schlimmer."

Leon lief eine Weile unschlüssig hin und her. Dann entschied er, erst nach Hause zurückzufahren und von dort aus den Diebstahl anzuzeigen. Er wollte nichts übereilen. Denn Laura sollte unbedingt außen vor bleiben. Er bestellte ein Taxi.

„Reg dich nicht auf", beruhigte er Laura. „Vertrau mir! Ich werde alles regeln."

Isabell empfing Leon schweigend. Sie war sehr blass. Es entging ihm. Er war zu sehr mit sich beschäftigt.

„Stell dir vor, mein Wagen wurde gestohlen. Vor der Tür eines Kunden!"

Er merkte nicht, wie Isabell zusammenzuckte. Er registrierte nicht einmal ihre gepresste Stimme, als sie hervorstieß:

„Das glaube ich nicht!"

„Du glaubst es nicht!"

Isabells Reaktion, ihre unerklärliche Ruhe und fehlende Anteilnahme reizten Leon maßlos.

„Natürlich ist das Auto weg!", polterte er. „Es scheint dir egal zu sein! Ich schalte jetzt die Polizei ein. Die wird das hoffentlich ernst nehmen."

„Wenn du meinst. Dann ruf die Polizei!"

Isabell blieb an seiner Seite, während er telefonierte. Er beantwortete präzise alle Fragen, die der aufnehmende Polizeibeamte stellte:

„Welcher Typ? Ein silbergrauer BMW 750 Li."

„Vor etwa einer Stunde."

„Jetzt? Zu Hause."

„Merrillweg."

„Wo er abgestellt war? Kitschburger Straße, Ecke Dürener Straße!"

„Natürlich."

„Ich warte hier."

Als er aufgelegt hatte, blieb er eine Zeit lang sitzen. Er schwitzte stark und hatte ein gerötetes Gesicht. Seine Hände schienen zu zittern. Isabell beugte sich leicht über ihn und schnupperte auffällig:

„Hat Laura ein neues Parfüm?"

„Bitte?", fragte er völlig überrascht und verständnislos. Er wischte mit der Hand über seine Wange, als wolle er einen Duft abstreifen.

Mit seltsam klarem und kaltem Blick sah Isabell ihm in die Augen:

„Dein Wagen steht in der Garage!", sagte sie ruhig.

„Was?"

Er sah seine Frau wie einen Geist an. Ganz allmählich begriff er. Es dauerte länger, bis ihm in ganzer Dimension klar wurde, was geschehen war. Sie hatte ihn nicht nur erwischt. Er selbst hatte ihren Verdacht bestätigt: durch seine Lüge, einen Kunden besuchen zu wollen und durch seine Falschaussage gegenüber der Polizei. Denn er hatte den Wagen vor Lauras Tür in der Max-Bruch-Straße geparkt. Er war ein Idiot.

„Du hast...?", stotterte er.

Sie ging nicht auf seine unvollendete Frage ein. Sie sah ihn nur an:

„Wie lange?"

„Der Wagen...", er war völlig durcheinander.

„Wie lange?"

„Die Polizei wird..."

Sie ließ nicht locker. Welches Märchen er jetzt der Polizei auftischen wollte, war ihr egal. Er hatte sein Auto als gestohlen gemeldet, das unschuldig und unbeschädigt in der Garage stand. Sie würden ihn für krank halten, Altersschwachsinn vermuten oder ihn gar verdächtigen, einen runden Versicherungsbetrug inszeniert zu haben. Sollten sie! Isabell fühlte sich zutiefst gedemütigt. Da war ihr jede Strafe für ihn recht.

„Wie lange?"

Leon stand auf. Er schwankte, setzte sich wieder und schlug die Hände vors Gesicht. Sie wusste alles. Auf ihren Verdacht hin musste sie ihm gefolgt sein und festgestellt haben, dass er bei Laura war. Mit dem Zweitschlüssel hatte sie das Auto gefahren und ließ ihn nun ins Messer laufen. Wie simpel, wie genial! Er hatte Isabell gründlich unterschätzt.

„Wie lange?", fragte sie erneut.

„Ich weiß es nicht mehr. Ein paar Monate. Aber…"

„Aber? Du wolltest es soeben beenden."

„Ich tue es natürlich sofort."

„Es geht nicht ums Beenden, es geht ums Beginnen!"

„Ich hätte dich und die Kinder nie verlassen. Nicht eine Minute…"

„Mir kommen die Tränen!"

Leon ließ den Kopf hängen. Seine Stärke war gebrochen. Er wirkte erbärmlich.

„Kannst du nicht darüber hinwegsehen?", fragte er und wusste zugleich, dass diese Frage vergeblich gestellt und in dieser Situation geschmacklos war.

Isabell sah ihn nur verwundert an und schwieg.

„Ich habe dir auch schon einmal ‚Etwas' nachgesehen", meinte er.

„Ich habe dir schon viele ‚Etwas' nachgesehen. Aber dieses Mal nicht! Ich habe dir deine Koffer bereitgestellt. Packe und verschwinde! Und wage nicht, zurückzukommen. Dieses Haus bleibt für dich zu! Für immer!"

Sie hatte leise zu sprechen begonnen. Doch die letzten Worte schrie sie heraus. Ihr Gesicht war grün vor Zorn. Aber ihr Herz weinte Tränen.

Der Preis für die Zukunft

Laura hatte sich entschieden: Sie wollte wissen, was in Georgs Leben geschehen war, vor ihrer gemeinsamen Zeit.

Sie war auf dem Weg zu Valentins Elternhaus. Ihr schien: Es war kein gewöhnlicher Gang. Die Straße zog sich in die Länge, wollte nicht enden. Die Häuserfronten waren breiter denn je und grinsten sie frech an. Die Schuhsohlen unter ihren Füßen musste der Teufel mit Bleiplatten beschwert haben. Sie lösten sich nur zäh bei jedem Schritt vom Pflaster.

Als die Tür von einem jungen Mädchen geöffnet wurde, sahen Laura Georgs Augen entgegen. Sie erfasste ihr Gegenüber mit einem Blick: Georgs gewelltes, dunkles Haar, sein geschwungener Mund, die etwas zu lange Oberlippe, das kräftige Kinn. Sein Abbild.

Laura taumelte, wie vom Blitz getroffen. Anstatt zu grüßen, starrte sie das Mädchen entgeistert an. Wer stand da vor ihr? Georgs Tochter? Und Valentin? Wer war er? Sie kam doch wegen Valentin. Oder?

„Ja?", fragte das Mädchen.

Laura war zu verwirrt. Sie konnte nicht antworten. Sie fühlte sich dem Geschehen nicht gewachsen. Nur weg, dachte sie. Was tat sie überhaupt hier, bei fremden Leuten? War es nicht schon absurd, nur auf einen Verdacht hin, den Sohn des eigenen Mannes zu suchen, den eine andere Frau geboren haben sollte? Und nun stand nicht er, sondern ein junges Mädchen vor ihr; ein Abbild Georgs! Auf was hatte sie sich eingelassen? Die Situation war verrückt. Sie selbst war verrückt. Diesem Tollhaus musste sie entfliehen. Und zwar sofort!

Doch eine männliche Stimme aus dem hinteren Teil des Hauses hielt sie zurück:

„Clara, was ist?"

Ein Mann erschien und kam auf Laura zu.

„Sie müssen Frau Dr. Petri sein! Stimmt es? Mein Name ist Meinert. Kommen sie doch bitte herein. Ich habe sie erwartet."

Wie betäubt folgte Laura dem Mann durch einen Gang in ein großes Wohnzimmer mit hellen Möbeln und einer dunkelroten Sesselgarnitur.

„Erwartet?", hörte Laura sich selbst fragen.

„Nehmen sie doch Platz. Clara, bring uns bitte Saft und Gläser."

Dann wandte er sich wieder Laura zu:

„Valentin und ihr Sohn Sven hatten ein Gespräch. Ich nehme an, sie wissen, worum es dabei ging. Seitdem habe ich mit ihrem Besuch gerechnet."

Valentin! Auch er sprach von Valentin. Und dieses Mädchen? Was war mit ihr? Den Namen Clara hatte Sven nicht erwähnt. Um wen ging es überhaupt?

Clara brachte Gläser und eine Karaffe mit Orangensaft. Sie schenkte schweigend ein und vermied es, jemanden anzusehen. Danach verließ sie, ohne ein Wort gesagt zu haben, das Zimmer.

„Sie haben mich also erwartet?"

Laura hatte ihre Fassung wiedergewonnen. Sie fühlte sich zwar nicht sicher, aber für dieses Gespräch stark genug.

„Ja!", antwortete Meinert. „Wenn sie heute oder morgen nicht gekommen wären, hätte ich sie in den nächsten Tagen aufgesucht."

Laura atmete tief durch, bevor sie die für sie ungeheuer wichtige Frage stellte:

„Wer ist der Vater von Valentin?"

Als Meinert nicht sofort antwortete, drängte sie:

„Sind sie es?"

„Nein", sagte Meinert knapp. „Wir tragen nur denselben Namen, weil ich sein Onkel, der Bruder seiner Mutter, bin."

„Ich verstehe!"

Sie war enttäuscht. So schnell hätte der Spuk zu Ende sein können. Es wäre zu schön gewesen. Hätte! Wäre! Es war zum Kotzen!

„Am sinnvollsten wäre es, ich unterhielte mich mit seiner Mutter. Es geht um etwas sehr Persönliches. Die Angelegenheit betrifft uns Frauen."

Meinert lehnte sich zurück und schloss für einen Moment die Augen.

„Eine Sache zwischen Frauen. Da haben sie Recht. Aber mit seiner Mutter werden sie nicht reden können."

„Warum? Es ist sehr wichtig!"

Das wäre doch gelacht, dachte Laura. Sie wird mit mir sprechen müssen!

„Sie ist tot!"

„Tot?", Laura suchte nach Worten. „Das wusste ich nicht. Es tut mir leid…Valentin und Sven …Das Gespräch…Ich muss… Nein!… Es hat keinen Sinn!"

Laura sprach nicht weiter, sie schwieg verlegen und hilflos.

„Das Leben ist oft verworren", Meinerts tiefe, ruhige Stimme erinnerte Laura an einen Pastor auf der Kanzel. „Ich nehme an, sie wissen so gut wie nichts von dem, was sich vor ihrer mit Professor Petri geschlossenen Ehe ereignet hat. Vor ihnen geht der Vorhang hoch zu einem Drama, in dem sie eine tragende Rolle spielen, ohne gefragt worden zu sein, ob sie diese annehmen wollen."

Verständnislos sah Laura Meinert an. Wovon sprach er? Er schien den Faden verloren zu haben.

„Ich verstehe überhaupt nicht, wovon sie sprechen", sagte sie kopfschüttelnd. „Was weiß ich nicht? Welches Drama deuten sie an? Reden wir über das gleiche Thema? Was hat das mit meiner Frage zu tun? Sie ergehen sich in geheimnisvollen Andeutungen, bloß weil zwei Jugendliche den irrsinnigen Gedanken ausgeheckt haben, vom gleichen Vater abzustammen. Ich sage ihnen gleich: Es ist blödes Gerede. Aber es muss aus der Welt geschafft werden. Darum bin ich hier. Ich möchte meinem Sohn sagen können: ‚Du hast dich geirrt‘. Ist das so schwer zu begreifen?"

Meinerts ernster Blick entging Laura nicht. Doch bevor er antworten konnte, setzte sie nach:

„Herr Meinert! Wenn sie mehr wissen, sagen sie es bitte. Ganz eindringlich bitte ich sie, mir die Wahrheit zu sagen. Sie können doch erahnen, wie wichtig das für mich ist. Deswegen noch einmal die Frage: Wer ist der Vater von Valentin? Und was ist mit Clara? Sie sieht meinem Mann sehr ähnlich, im Gegensatz zu Valentin. Ich sehe nicht mehr durch. Also: Wenn dem überhaupt so ist, von wem ist mein verstorbener Mann, Professor Dr. Georg Petri, der Vater? Und ich flehe zu Gott, dass sie sagen: Von keinem der beiden!"

„Wenn es auch noch so schwer für sie sein mag: Er ist der Vater von beiden! Sie sind Zwillinge."

Da hatte sie die Antwort! Brutal und nackt. Sie schrie ihr grell entgegen. Sie selbst hatte dieses Kapitel von Georgs Lebensbuch aufgeschlagen. Nun musste sie es lesen, verstehen und vor allem verkraften. Es fehlten noch die Details, das Blattwerk, das zum Baum gehört wie jeder gelebte Tag zum Leben eines Menschen.

„Bitte reden sie, Herr Meinert! Ich möchte alles wissen. Es geht mir vor allem um das Wohl der Kinder. Ich muss ihnen gerecht werden können."

Meinert sah in die Augen der Frau, die ihm gegenübersaß. Es sah Angst und Ungeduld, aber auch die Entschlossenheit, die ganze Wahrheit kennen zu wollen.

„Sie sollen alles erfahren. Alles über eine Beziehung, die romantisch begann und tragisch endete. Lassen sie mich bitte der Reihe nach berichten. Ich glaube, ich schulde dies meiner Schwester. Und auch für sie wird es besser sein."

„Meine jüngere Schwester Heike", begann Meinert, „die Mutter von Clara und Valentin, war ein aufgeschlossenes, junges Ding, neugierig und lebhaft. Aber auch sehr scheu. Sie hatte etwas von einem fliehenden Reh an sich. Gerade das machte ihren Reiz aus. Der Wunsch, Krankenschwester zu werden, gefiel unseren Eltern. Eine Tochter mit Flausen und hochtrabenden Berufsplänen im Kopf hätte nichts als Probleme bereitet. Sie hätte weder zu unserem Vater gepasst, der einen Bus der Kölner Verkehrsbetriebe fuhr, noch zu unserer Mutter, die in einer Reinigung schmutzige Wäsche fremder Leute entgegennahm, um sie später wieder gereinigt auszuhändigen.

Mit vierzehn Jahren begann Heike ihre Lehre im St. Hubertus Krankenhaus. Viele weiße Kittel liefen dort herum: Schwestern, Pfleger und Ärzte. Unter den Ärzten war ein gutaussehender, junger Professor, Anwärter auf den Stuhl des Klinikchefs."

„Mein Mann?"

„Ja! Ihr Mann! Er wurde gerade in die Abläufe der Klinik eingeführt, besuchte alle Abteilungen, alle Stationen und vor allem die Chefs jeder Fachrichtung, die sich ein Bild von ihm machen sollten. Das letzte Wort zu seiner Einstellung war noch nicht gesprochen, und er war auch nicht der einzige Bewerber. Aber man ging davon aus, dass er das Rennen machen würde. Er hatte mächtige Fürsprecher, einen einflussreichen Vater und das richtige Gebetbuch. Sehr wichtig in einem konfessionsgebundenen Haus!

Irgendwann in diesen Tagen kreuzte Heike seinen Weg. Auf beiden Seiten funkte es wohl sofort. Unsere scheue Heike versuchte sich vom ersten Tag an unsichtbar zu machen. Ein Mann in einer solchen Position passte nicht zu ihr. Ihm konnte sie zwar entfliehen, aber nicht dem starken Gefühl, das er in ihr ausgelöst hatte. Ihn reizte offenbar ihre fliehende Art. Vielleicht weckte das auch den Eroberer, den Verführer in ihm. Er stellte ihr freundlich, still, aber beharrlich nach. Nach gewisser Zeit gelang es ihm, die ersten Kontakte herzustellen, erst rein dienstlich, dann privat.

Schließlich überwand sein Charme alle Barrieren, die zwischen ihnen standen. Er wird von Anfang an gewusst haben, dass diese Beziehung keinen Bestand haben konnte. Für Heike war es die erste große Liebe. Sie begann sich in seiner Nähe wohl zu fühlen. Sie sah sich geborgen. Eine Zukunft tat sich auf, von der ein einfaches Mädchen nur träumen konnte. Ein Märchen hatte begonnen. Aschenputtel hatte seinen Prinzen gefunden.

Während Heike im Glück schwebte, tobte im Haus unserer Eltern ein erbitterter Kampf gegen diese Beziehung. Die Eltern waren empört über den Mann, der eine Fünfzehnjährige zu seiner Geliebten gemacht hatte. Heike war minderjährig. War es nicht strafbar, sie zu verführen? Die Familie überlegte, die Polizei einzuschalten, tat es aber nicht. Es überwog die Angst, Heike mit einem Ermittlungsverfahren durch Polizei und Staatsanwaltschaft nur noch mehr zu schaden. Sie sorgten sich maßlos. Sie kannten das Leben und die Menschen. Sie sahen ihre Tochter als Zeitvertreib eines verwöhnten Mannes missbraucht. Sie glaubten nicht an seine Liebe, sondern an das Spiel eines Abenteurers. Er würde Heike entsorgen, sobald sich ein neues Amüsement fand. So begannen sie Pläne zu schmieden, um Heike aus der Beziehung zu lösen. Sie fanden für sie eine neue Arbeitsstelle; doch Heike lehnte ab. Sie versuchten, Kontakte zu netten Jungen ihres Alters herzustellen; doch Heike verlachte sie. Die Eltern warnten, drohten, beschworen sie: ‚Gib ihn auf.

Das kann nicht gut enden'! Aber es war längst zu
spät. Nach wenigen Monaten war Heike schwanger. Im Ultraschall wurden Zwillinge diagnosti-
ziert."

„Clara und Valentin?"

Laura zweifelte nach wie vor. Sie musste das
Ungeheuerliche noch einmal bestätigt bekommen.

„Ja! Clara und Valentin!", wiederholte Meinert.
„Alle waren geschockt. Am meisten der junge Vater, der sehr schnell wissen ließ, dass eine Hochzeit für ihn nicht in Frage kam."

„Aber warum?" Laura sah Georg vor sich. Unmöglich, dass er sich so entschieden haben sollte!

Meinert blickte Laura spöttisch an:

„Sie als promovierte Ärztin müssten den Grund
doch kennen. Ein Professor kann keine Schwes-
ternschülerin heiraten. Nicht gesellschaftsfähig!
Stiege er auf dieses Niveau hinab, würde er ver-
lacht und verhöhnt, fände sich beruflich auf dem
Abstellgleis wieder. Außerdem war Heike fünfzehn
Jahre jung. Eine Minderjährige! Verführt man so
ein junges Ding, ist der Chefsessel ganz bestimmt
hin, der Ruf ebenso. Und denken sie an den Mit-
bewerber, der in den Startlöchern stand. Er arbeitete in der Lindenburg und hatte durchaus gute
Karten."

„Welche?"

„Beste Zeugnisse aus angesehenen Häusern!
Dazu adlig!"

„Das kann ja wohl nicht entscheidend gewesen
sein."

„Nicht alleine. Aber unter anderem. Ausschlag-
gebend war die Konfession. Schon der Vater des
jungen Professors hatte den hohen Klerus behan-

156

delt. Das Elternhaus war streng katholisch. Die ganze Sippe lebte bekennend im Glauben. Das Verhältnis mit Heike hätte die Karriere gekostet. Ohne den kleinsten Zweifel!"

Laura griff sich an den Kopf, als wolle sie mit der Hand ihre Gedanken ordnen. Streng katholisch! Das passte! Trotzdem! Es konnte nicht die Geschichte von Georg sein, nicht die ihres verstorbenen Mannes. Wer wusste schon, um wen es da ging. Wahrscheinlich um irgendeinen wildfremden Mann. Es musste sich um eine Verwechslung handeln. Ein entsetzlicher Irrtum lag allem zugrunde. Sie wollte aufstehen und gehen. Aber Meinert fuhr bereits fort, als habe er geahnt, dass sie genug gehört hatte, zu viel auf einmal.

„Die Zeit für eine Abtreibung war inzwischen überschritten."

„Wollte sie das?"

„Er!"

„Oh, Gott! Nein, Herr Meinert! Das war nicht mein Mann! Er war zu gläubig. Nie hätte er an eine Abtreibung gedacht."

„Ich verstehe ihre Zweifel. Aber er war in der Klemme. Sie können sich vorstellen, wie händeringend nach einer Lösung gesucht wurde."

„Aber nicht die!"

„Es gab einen anderen Ausweg. Die Männer haben ihn ausgeheckt."

„Welche Männer?"

„Der werdende Vater selbst, sein alter Herr und mein, beziehungsweise unser Vater. Meine Schwester wurde nicht gefragt. Es kostete später viel Mühe, sie davon zu überzeugen, dass es nur diese eine Lösung in ihrem und im Interesse der

Kinder gab. Alle außer Heike waren sich einig, dass eine Heirat nicht in Frage kam. Die unterschiedliche Herkunft, der Altersunterschied und der ungleiche Bildungsstand verboten es aus ihrer Sicht geradezu. Der junge Professor war mit jeder Lösung einverstanden, die seine Karriere nicht gefährdete. Denn Karriere bedeutete ihm, wie seinem Vater, viel. Er war bereit, seiner beruflichen Zukunft alles unterzuordnen.

So kam folgender Handel zustande: Heike und ihre zu erwartenden Kinder bekamen das Haus, in dem wir uns befinden, als dauerhafte Bleibe. Es wurde ein Konto eingerichtet, mit einem hohen Betrag. Er sollte den Unterhalt von Mutter und Kindern sichern, über einen Zeitraum von siebenundzwanzig Jahren. Außerdem war die Ausbildung beider Kinder mit der hinterlegten Summe abgedeckt."

„Das konnte ein junger Mann finanziell doch gar nicht schultern!", warf Laura ein.

„Seinem Vater lag so unendlich viel an der Karriere des Sohnes, dass er das Finanzielle alleine trug. Wahrscheinlich hat er sein ganzes Vermögen in den Deal eingebracht. Heike musste im Gegenzug versichern, außerhalb von Köln zu entbinden, den Vater der Kinder nicht zu benennen und ihrerseits niemals Kontakt zu ihm zu suchen. Den Kindern musste der leibliche Vater verschwiegen werden."

„Und das soll mein Mann mit inszeniert haben? Darauf hat er sich eingelassen? Zu keiner Zeit Kontakt zu zwei eigenen Kindern?"

„Doch! Kontakte gab es. Seinerseits. Solange die Kinder klein waren. Das war laut Abmachung nicht verboten. So blieb ihm die Möglichkeit, zu kommen, wann immer er wollte. Heike sah genau in diesem Punkt ihre Chance, ihn doch noch zu gewinnen. Diese Hoffnung hat sie nie aufgegeben. Sie hat tatsächlich geglaubt, eines Tages zöge er für immer bei ihr und den Kindern ein und sie würden eine ganz normale, glückliche Familie werden."

„Ist sie nie eine andere Beziehung eingegangen?"

„Nein! Sie hat nur ihn geliebt und auf ihn gewartet. Aber vergeblich. Er lernte eine andere Frau kennen, die er heiraten wollte. Sie ahnen sicher, um wen es geht?"

„Um mich!", hauchte Laura tonlos. „Es handelt sich also wirklich um meinen Mann! Um Georg!"

„Ja!", bestätigte Meinert kalt und sachlich.

Laura fühlte sich durch den Tonfall verurteilt. Aber schon fuhr er weniger aggressiv fort:

„Heikes Lebenswille war gebrochen. Einen ersten Suizidversuch konnte die Familie gerade noch rechtzeitig verhindern. Aber weder die Bindung an ihre Kinder, noch an ihre Eltern oder Therapeuten konnten sie von einer weiteren Verzweiflungstat abhalten. Sie stürzte sich in ihrer Not von einer Brücke in den Tod."

„Nein!", schrie Laura. „Nein! Nicht das!"

Sie sprang auf, wankte, ihre Beine gaben nach. Das Zimmer drehte sich. Sie sah, wie die Leiche angeschwemmt wurde. Der blaue Anorak. Die blonden Haare. Die zierlichen Füße. Aufgerissene Augen. Sie hörte Wellen ans Ufer schlagen. Sirenen. Aufgeregte Stimmen. Der Fluss rauschte. Schreie vermengten sich mit dem schrillen Ton des Martinshorns. Kinderhände ragten aus dem Wasser. Es wurde dunkel, schwarz, tot. Ein Hund bellte. Würde er sie retten? Nein! Sie versank in den Fluten. Der Bogen hatte sich geschlossen und zog sie mit sich in die Tiefe.

Als Laura zu sich kam, lag sie auf dem Boden. Ein Mann kniete an ihrer Seite, fühlte den Puls, tätschelte ihre Wange. Sein verschwommenes Bild rückte näher. Dann sah sie: Es war ein Fremder, der Notarzt.

„Was machen sie da? Was ist los?“

„Sie sind umgekippt. Wahrscheinlich nur der Kreislauf! Aber um sicher zu gehen, möchte ich sie in eine Klinik einweisen. Zur Abklärung der Ursache. Ich weiß! Sie sind Kollegin!“

Laura lächelte ihn an:

„Danke vielmals für ihre Hilfe.“

Sie stand wieder.

„Keine Klinik, bitte! Es war lediglich ein harter Tag für mich. Ich verspreche: Ich werde auf mich achtgeben.“

Meinert und Clara standen verlegen im Türrahmen.

„Wir haben einen Arzt gerufen. Als sie ohnmächtig wurden, bekamen wir Angst. Es war zu viel für sie“, entschuldigte sich Meinert.

Das Bild

Als Laura nach ihrem Gespräch mit Meinert nach Hause kam, fühlte sie sich ausgebrannt und leer. Ausgehöhlt wie eine jahrhundertealte Eiche. Sie setzte sich an Georgs Schreibtisch und wischte mit der Hand über die Platte, als läge Staub darauf.

Vor ihr stand ein Porträtfoto im Silberrahmen. Es zeigte Georg im Alter von etwa 55 Jahren, unbesorgt lachend, mit vielen kleinen Falten um Mund und Augen in dem gebräunten Gesicht. Sie fuhr mit dem Finger um den Rahmen, über Georgs Gesicht, fast liebkosend:

„So habe ich dich einmal gekannt und geliebt. Aber warst du es auch? Ich habe so viele Fragen, Georg. Du wirst mir nicht mehr antworten. Du bist gegangen ohne Abschied, ohne ein klärendes Wort. Du hast dein Leben, das vor unserer Zeit lag, versenkt wie ein Schiff an der tiefsten Stelle des Meers. Wie konntest du nur!"

Laura stand auf, öffnete ein Fenster, weil sie glaubte, zu ersticken. Erneut wandte sie sich Georgs Bild zu:

„Heike war eine hübsche Frau. Ich habe Bilder gesehen. Und sie hat dich geliebt. Jahre hat sie auf dich gewartet und gehofft, dass du ihre Liebe erwiderst. Sie hatte zwei Kinder von dir. Aber du hast sie verlassen. Du hast sie alle ausgeblendet aus deinem Leben, der Karriere wegen. Ist das der Weg nach oben wert? Kann man sich noch am Erfolg freuen, wenn er so brutal erkauft wurde?

Musstest du wie Unkraut zertreten, was dir im Wege stand? Du hast Heike das Herz gebrochen. Einer jungen Frau. Der Mutter deiner Kinder, die du bei Fremden hast aufwachsen lassen, anstatt dich ihrer anzunehmen. Wie wird ein Mensch damit fertig? Hast du im Traum nicht ihre traurigen Augen gesehen, ihre kleinen Stimmen lachen und weinen gehört? Haben ihre Hände nicht nach deinen gegriffen, nach den Händen des Vaters, der über seine Kinder wacht, sie führt und begleitet vom ersten Atemzug an, durch ein ganzes Leben?"

Lauras Kehle war ausgetrocknet. Sie holte ein Glas Wasser, trank gierig einen Schluck und setzte sich wieder vor Georgs Bild.

„Hast du wenigstes gelitten oder bereut? Nein! Denn dann hättest du etwas geändert. Es war ja gut angelaufen. Die gezahlte Summe rechnete sich. Ein kaufmännisches Glanzstück! Der Störfaktor war aus dem Weg geräumt. Warum das ändern? Um neue Hindernisse aufzubauen? Nein! Es lief bestens und sollte weiterlaufen. Nur: ‚Vergessen können' muss erlernt sein. Aber du warst ein Musterschüler und hattest gute Lehrer! Meinetwegen hat Heike sich umgebracht, weil ich in dein Leben getreten bin. Ahnst du vielleicht, wie schrecklich das für mich ist? Warum ich? Warum nicht sie? War ich passender? Vorzeigbarer? Deiner Karriere angemessener?"

Sie fasste sich an den Kopf.

„Sag es mir! Sprich mit mir!", schrie sie Georgs Bild an.

„Du schweigst. Wie einfach. Wie unfair. Du hast dich wortlos davongeschlichen wie ein Dieb. Du hast Heikes Herz gestohlen und weggeworfen. Und meines auch. Hätte ich gewusst, Georg! Hätte ich gewusst! Dir war klar, was geschehen wäre. Niemals hätte ich dich geheiratet mit dieser Altlast. Du hast mich erkannt und deshalb geschwiegen. Ich trage schwer an der Schuld, die nicht die Meine ist."

Tränen liefen über ihr Gesicht. Tränen der Ohnmacht, des Zornes und des Schmerzes.

„Du hast geglaubt, dich mit dem Vermögen deines Vaters freikaufen zu können von der Verantwortung für zwei Kinder und für ihre Mutter. Aber es gibt keinen Freikauf von Menschen, die zu einem gehören. Du und dein Vater, ihr seid aus gleichem Holz, einer wie der andere, besessen von verbohrtem, krankhaftem Ehrgeiz.

Du warst so bedacht auf eine saubere Weste, auf Ansehen und Ehre. Alles nur Blendwerk! Oberflächliches Getue! Wie kann ein Mensch in eine neue Haut schlüpfen und so tun wollen, als habe es nie eine andere gegeben? Deine ‚saubere Weste‘ steht vor Schmutz und wird gestützt von den Händen deiner Kinder und dem Herz ihrer Mutter. Kleider machen Leute. Aber Kleider suchen sich weder den Träger noch den Schneider aus. Menschen sind es, die wählen. Das Kleid, das zu ihnen passt. Du hast Lumpen gewählt. Gott möge dir vergeben."

In der Nacht danach hatte sie wieder den Traum. Das Karussell. Der Mann. Die Musik. Die Pferde. Schwindel und Übelkeit ergriffen sie. Sie streckte die Hand aus. Aber niemand war da. Nur

der Mann am Hebel. Er lachte. Er hatte faule Zähne.

Die Koffer

Unerwartet stand Leon im Türrahmen, mit offenem Kragen, einem gequälten Lächeln und zwei schweren Koffern. Laura sah zuerst die Koffer, die etwas Unerklärliches in ihr anstießen.

„Du hast keine Krawatte an", bemerkte sie vorwurfsvoll.

Leons Hand fuhr automatisch zum Hals. Keine Krawatte?

„Ist das alles?", fragte er erstaunt.

Lächelnd legte Laura die Arme um ihn und küsste ihn.

„Aber nein, mein Herz. Komm herein!"

Er folgte ihr. Die Koffer zog er hinter sich her und ließ sie in der Eingangshalle stehen.

„Möchtest du etwas essen oder trinken?"

Leon winkte ab. Müde ließ er sich in einen Sessel fallen und griff nach einer Zeitung, legte sie aber wieder beiseite. Er verschränkte seine Hände, um ihr Zittern zu verbergen.

Laura setzte sich schweigend neben ihn. Etwas stimmte nicht. Leon war anders als gewohnt. Er wirkte angeschlagen. Dazu die Koffer. Diese idiotischen Mammutstücke. Er war sonst mit Minimalgepäck unterwegs.

„Ich wusste nicht, dass du verreisen wolltest."

„Hab ich das behauptet?"

Also nicht! Was dann? Warum hatte er Koffer dabei? Was enthielten sie, wenn nicht Klamotten für einen Urlaub? Und zwar für einen langen Urlaub! Bücher? Geschäftsunterlagen? Quatsch!

Vielleicht abgelegte Kleidungsstücke für das Rote Kreuz oder eines der Männerwohnheime. Ja! So musste es sein! Er hatte Ordnung gemacht, seine Schränke durchgekämmt. Hoffentlich war es das! Eine merkwürdige Unruhe beschlich sie.

„Ein Glas Wein? Na also! Nun sag einmal ein Wort, Liebster. Tau bitte auf!"

Sie küsste ihn zärtlich. In diesem Moment läutete das Telefon. Laura nahm das Gespräch entgegen. Es war die Klinik.

„Ja bitte, ich höre."

Laura war wenig erfreut:

„Muss das sein? Ich habe bereits zwei Dienste am Wochenende!"

„Sie brauchen eine Vertretung", raunte sie Leon zu.

„Das ist doch nicht neu! Also gut! Wenn ich die letzte Hoffnung bin, übernehme ich den Sonntagsdienst."

„Schwierigkeiten?", fragte Leon, als sie zu ihm zurückkam.

„Nein! Ein Kollege ist erkrankt. Ich muss für ihn einspringen."

Zu ihrem Schrecken sah sie, dass Leon die Zeitung falsch herum in der Hand hielt. Sie zog ihm das Blatt sanft aus der Hand.

„Leon, was ist los?"

Sie hockte sich neben ihn auf den Boden, nahm seine Hände und sah ihn besorgt an.

„Isabell hat mich rausgeschmissen", stieß er hervor.

„Was?" Laura sprang entsetzt hoch.

„Wieso? Was ist in sie gefahren?"

„Sie weiß es!"

„Nein!"

Laura hauchte nur, schüttelte ungläubig den Kopf.

„Hast du…?"

„Natürlich nicht!"

„Woher denn?"

„An dem Tag, an dem mein Auto vor deiner Tür verschwand, ist sie mir nachgefahren. Sie hat gesehen, dass ich vor deinem Haus geparkt habe, und wie du mich begrüßt hast. Damit war für sie alles klar. Und ich Esel habe ihr außerdem einen anderen Ort genannt, an dem der Wagen verschwunden sein soll. Ich habe nicht nur Scheiße gebaut, ich habe sie auch noch festgetreten."

„Das ist furchtbar!"

Kreidebleich sank Laura zurück in den Sessel. Wie entsetzlich! Was mochte Isabell für eine Szene gemacht haben! Laura konnte sich den funkensprühenden Auftritt vorstellen, der sich da abgespielt hatte.

„Sie hat mir Worte an den Kopf geworfen, die mit meiner Würde nicht vereinbar sind", ergänzte Leon düster.

Das hieß endgültig! Das Aus zwischen den beiden. Und nun? Wie sollte es weiter gehen zwischen ihm und Isabell? Was würde Leon machen? Kampflos das Feld räumen? Das Haus gehörte Isabell. Sie hatte es mit in die Ehe gebracht. Sie bestimmte also, wer dort in Zukunft wohnen würde. Jetzt war ihr klar: Leon hatte ausziehen müssen! Deshalb die Koffer! Sein Hab und Gut! Da war es wieder, das eigenartige Gefühl, das seine Koffer bei ihr ausgelöst hatten, als Leon vor ihr in der Haustür gestanden hatte. Angst stieg in ihr hoch. Angst vor etwas noch Unbekanntem.

„Was wirst du tun, Leon? Willst du dich nicht versöhnen?"

Das wäre die einfachste Lösung! Sich versöhnen!

„Aussichtslos!"

„Hast du es versucht?"

„Sicher! Aber die Stimmung zwischen uns war schon so abgekühlt, dass es nur noch eines konkreten Anlasses bedurfte, um den Bruch endgültig zu machen."

Laura schwieg beklommen. Was sollte sie sagen? Sie musste abwarten. Es war alleine sein Part.

„Ich dachte", begann er, „du und ich, wir verstehen uns. Wir lieben uns. Du hast das große Haus. Könntest du dich mit dem Gedanken anfreunden, mich um dich zu haben? Zunächst einmal? Oder auch für länger? Vielleicht auf Dauer?"

Laura zeigte nicht, wie sehr erschrocken sie war. Vom ersten Augenblick an, als Leon im Türrahmen gestanden hatte, neben sich die Koffer, hatte sie diese Frage erahnt und gefürchtet. Jetzt war sie gestellt. Ihre Unruhe und ihre Angst hatten konkrete Formen angenommen. Eine Lösung im Hauruck-Verfahren war ausgeschlossen. Das wusste auch Leon.

Laura fiel nichts ein, was sie direkt hätte sagen können. Nur nicht übereilt aus dem Bauch heraus zusagen! Aber was war passend, der Tragik angemessen? Sie starrte Leon nur an.

Ablehnen? Das würde Leon im Moment nicht ertragen. Schon die Auseinandersetzung mit Isabell hatte ihn zutiefst verletzt. Und sie? Wollte sie das überhaupt: ablehnen? Sie wusste es nicht. Würde sie zusagen, wäre das bindend. Leon hatte eine klare Frage gestellt, weil er bereits eine mögliche Lösung im Auge hatte. Er erwartete eine ebenso klare Antwort. Nein noch mehr: Er erwartete ein „Ja“. Er baute darauf, dass die Liebe keine Hindernisse kennt.

Sie durfte jetzt keine Fehler machen, musste abwägen, Abstand gewinnen, zwar einfühlsam vorgehen, aber ohne Mitleid. Mitleid war keine Basis. Nicht für sie und nicht für ihn. Sie fragte sich allerdings, ob sie in diesem Fall völlig sachlich sein konnte. Aber sie musste sich ganz sicher sein.

„Wir beide sollten uns nicht spontan entscheiden. Das will überlegt sein. Wir brauchen klaren Kopf. Es handelt sich um einen weitreichenden Entschluss für uns beide, zu dem auch Sven gehört werden muss. Das verstehst du doch?“

„Aber sicher, mein Liebling!“, stimmte Leon zu. „Du hast vollkommen Recht. Deinen klaren Verstand und dein diplomatisches Geschick habe ich immer bewundert. Wenn ich dich richtig verstehe, sagst du ‚Nein‘, hältst dir aber ein ‚Ja‘ offen. Richtig?“

Laura lachte verlegen. Ihr fehlte der Mut zu einer klaren Antwort. Sie schenkte ihm Wein nach und lehnte sich an ihn.

„Einerlei, wie wir verbleiben, ich liebe dich!“, sagte sie schlicht.

„Ich weiß!“

„Ich schlage vor, zunächst stärkst du dich und ruhst dich aus. Morgen ist auch ein Tag. Überdenke deine Lage noch einmal. Euch auszusöhnen ist vielleicht doch möglich. Dir ist immer alles gelungen. Du musst es einfach erneut versuchen. Wenn ich am Abend vom Dienst zurück bin, werden wir reden und eine Lösung finden. Einverstanden?"

In der Nacht wälzte Leon sich im Schlaf unruhig hin und her. Er schien unter Albträumen zu leiden.

Nicht nur deswegen fand Laura in dieser Nacht keine Ruhe. Leons Frage hatte sie in einen Konflikt gestürzt, der sie aufwühlte. So sehr sie Leon liebte, gerade die verbliebene Distanz zu ihm hatte ihre Beziehung immer aufs Neue belebt, sie frisch und aufregend gehalten. Nie hatte sie mehr von ihm verlangt, sich in keiner Minute gewünscht, es möge sich ändern. Sie lebte frei und ungebunden, ohne Liebe zu entbehren, aber ohne ihr verpflichtet zu sein. Genau das war ihr Ziel gewesen. Mehr hatte sie nicht gewollt. Finanziell war sie unabhängig, schon durch ihren eigenen Verdienst. Sven und sie entbehrten nichts. Im Beruf fand sie die Anerkennung, um die sie so lange gerungen hatte. Ihr fehlte nichts. Sie hatte alles. Warum konnte es nicht so bleiben?

Leon war ein Teil dessen, was ihr Leben ausmachte. Aber eben nur ein Teil. Nun versuchte er, näher zu rücken, die Mitte mit ihr zu teilen. Seine Frage wirbelte ihr festgefügtes Leben durcheinander und zwang sie, jede Position zu überprüfen. Belassen oder ändern? Wozu war sie überhaupt fähig?

Ein „Ja" würde alles ändern. Sie müsste seinen Wünschen und Erwartungen gerecht werden. Wie schnell würden daraus Forderungen erwachsen, denen sie sich gemäßigt aber deutlich zu erwehren hätte. Das würde nicht einfach sein bei Leon, einem Leitwolf. Denn auch sie war herangewachsen, selbstständig geworden. Sie war nicht mehr die kleine Studentin, die Georg sich einst ausgesucht hatte. Genau das würde es erschweren, aufeinander zu zugehen, einig zu werden. Konnte Leon überhaupt nachgeben? Zurückstecken? Er, der Boss, der gewohnt war, den Ton anzugeben, die Richtung zu weisen.

Oft konnten selbst alltägliche Kleinigkeiten zu Problemen werden. Jede für sich vielleicht unbedeutend, aber in ihrer Gesamtheit gewichtig. Gewohnheiten, die gewachsen waren, mussten aufeinander abgestimmt werden. Musik beim Frühstück: ja oder nein? Wenn ja, welche: Klassik oder Pop? Am Abend: Talkshow oder Krimi; tanzen, essen gehen oder lesen? Am Wochenende früh aus den Federn oder bis in die Puppen pennen?

Langsam gelang es Laura, ihre Gedanken zu ordnen:

In jungen Jahren war es einfacher. Die noch ungestüme Liebe, der Hindernisse fremd sind, schmiedete zusammen. Man wuchs aneinander, miteinander, nahm widerstandslos die Gewohnheiten des anderen an und pflegte sie mit der Zeit als eigene. Später war es schwieriger. Ein gemeinsames Leben begann mehr als Nebeneinander, oft nur geduldet, das auch im Gegeneinander enden konnte. Denn die Form war gegossen, in die der andere nicht ohne weiteres hineinpasste.

Vor allem aber musste sie sich die Frage beantworten, ob sie bereit war, für Leon Verantwortung zu übernehmen, in guten wie in schlechten Tagen. Es war leichter, nur die guten Tage zu teilen, die schlechten auszuklammern und anderen zu überlassen. Maßlos egoistisch, aber bequem. So war es bei Leon und ihr gelaufen. Sie hatten nur schöne Tage geteilt. Leon war Georgs Jahrgang. Sie musste bereit und stark genug sein, sein unausbleibliches Altern zu ertragen, ihn hilflos, vielleicht dement werden zu sehen und trotzdem an seiner Seite zu bleiben. Eine gewachsene Beziehung trug dieses Problem besser als eine lockere Bindung, wie es die ihre bisher gewesen war. Oder hatte sie mit Leon nur ihr Vergnügen im Kopf gehabt? Auf diesen einfachen und primitiven Nenner wollte sie ihre Verbindung mit ihm nicht herabstufen. Ihr Zusammensein hatte sich nicht in körperlicher Befriedigung erschöpft. Leon war zwar ihr Liebhaber, aber er war auch ein Freund und Berater in allen Lebenslagen. Nur: War ihre Liebe zu ihm so stark, dass sie noch einmal alle Stationen einer Partnerschaft durchlaufen wollte: lieben, leiden, kämpfen und sich zurücknehmen?

Sie hatte einen hohen Preis gezahlt, um selbstständig und damit anerkannt zu werden. Georg hatte ihr Drängen lange Zeit gedrosselt. Nur in einer Schwächephase hatte er sie vorbeilassen müssen. Weil ihm die Kraft gefehlt hatte, sie zurückzuhalten. Dafür genoss sie nun täglich ihre Unabhängigkeit wie eine Kostbarkeit. Nicht verhandelbar, für keinen Preis, für keinen Menschen. Auch nicht für Leon!

Sich zu weigern, ihn in ihr Haus einziehen zu lassen, könnte das Aus für ihre Beziehung bedeuten. Sie musste damit rechnen. Ein „Nein" würde

Leon sicher kränken. Vielleicht würde er sogar annehmen, nur benutzt worden zu sein, solange sie ihn brauchte. Wenn er nach außen auch hart schien, sein Kern war verletzbar.

Sie wusste schon jetzt: Was immer sie tat, sie würde es bereuen. Das Leben gönnt zu keiner Zeit eine Verschnaufpause.

Leon nahm am folgenden Tag ihren Entschluss schweigend hin. Ehrlich und kurz sagte sie ihm, was gesagt werden musste. Sie neigte nicht dazu, mit sanfter Stimme Worte zu entschärfen. Sie war geradlinig, auch in dieser Stunde.

„Verstehst du mich, Liebster? Ich habe nicht die Kraft und nicht den Mut zu einem Neuanfang. Die wenige Zeit, die mein Beruf mir lässt, teile ich gerne mit dir. Mehr habe ich nicht. Ich würde dir nicht gerecht werden können; denn Sven ist auch noch da. Ich wünsche mir nichts so sehr, als dass es bleibt, wie es bisher war. Kann das nicht sein?"

Sie hätte gerne gewusst, was in Leon vorging. Er gab sich meistens cool und unantastbar. Beruflich war er gewöhnt, Regungen zu verbergen. Wenn man so hoch oben stand, hatte man sich im Griff zu haben, und zwar jederzeit. Gefühle zeigen, hieß schwach sein. Das bot eine Angriffsfläche. Sie hatte erwartet, dass er in dieser Situation zeigen würde, was er dachte und fühlte. Aber er tat es nicht, ließ sich nicht in die Karten sehen. Er trug mit sich selbst aus, was anstand.

Was würde er nun tun? Versuchen, sich mit Isabell doch zu versöhnen? Wahrscheinlich. Das wäre naheliegend. Für seine Kinder die beste Lösung. Isabell würde ihn zwingen, sein Verhältnis sofort zu beenden. Das war ihr Recht. Diese Möglichkeit hatte Laura bedacht und war bereit, Leon ziehen zu lassen. Es war der Preis ihrer Freiheit. Der Preis für eine Liebe, die nicht groß genug war.

Bevor Leon ging, umarmte er sie still. Er küsste ihren Haaransatz, ihre Nase und ihren Mund. Dann verließ er sie. Am Eingangstor blieb er stehen, sah zurück und deutete mit der Rechten einen Gruß an. Laura winkte zurück. Tränen flossen über ihr Gesicht. Ihr Herz krampfte sich zusammen, als sie die Koffer rollen hörte, die ein Heimatloser hinter sich herzog. Nach Nirgendwo.

Ein Regenbogen

Blutrote Gerbera zierten den Tisch. Der Kellner entzündete Kerzen und rückte Bestecke zurecht.

„Möchte der Herr schon etwas trinken?", fragte er höflich mit angedeuteter Verbeugung.

„Danke! Ich warte auf meine Familie."

Leon strich nachdenklich über das gesteifte, weiße Tischtuch. Er nahm die kunstvoll gefaltete Serviette in die Hand und stellte sie vorsichtig wieder zurück. Wie viel Mühe! Welch vertane Energie in Sinnloses investiert wird, dachte er.

Er sah nach draußen. Es hatte aufgehört zu regnen. Ein breiter Regenbogen spannte sich über den Rhein. Die kräftigen, bunten Farben erinnerten Leon an den Bogen eines jeden Lebens, wenn die Farben auch unterschiedlich intensiv waren. Sein eigener Bogen war schillernd bunt, in den leuchtenden Farben von Glück, Erfolg und Glamour. Eine glänzende berufliche Karriere lag hinter ihm. Früher Aufstieg in die oberste Etage. Sein Geld, gut und sicher angelegt, das allein Isabell und seine Kinder bis ans Lebensende absichern würde. Angesehen. Beneidet. Gefeiert. Das Ziel Vieler, ohne dass sie es jemals erreichen konnten. Gesellschaftlich hatten er und Isabell dank seiner Position und ihres Vermögens ganz oben mitgemischt. Als Gäste großer Bälle und festlicher Dinners hatten sie im In- und Ausland Kontakte zu hochrangigen Persönlichkeiten aus Wirtschaft, Kunst und Politik gepflegt.

Bunt wie der prächtige Regenbogen am Himmel bog sich sein Leben, das hinter ihm lag. Nun war es einfarbig geworden, grau. Die Farben waren verblichen. Die Ereignisse hatten Bunt ausgeblendet.

Isabell verzieh nicht. Diesmal nicht. Über viele Jahre hinweg waren sie mit Georg und Laura eng befreundet gewesen. Golf, Reisen und Partys hatten sie verbunden. Wie selbstverständlich waren vertrauliche Gespräche geführt worden, hatte man einander beraten und geholfen. Sie hatten gemeinsam gelacht und geweint.

Georgs Tod hatte den kleinen Kreis gesprengt. Isabell war nach dem Trauerfall sofort zu Laura auf Distanz gegangen. Eine hübsche Witwe war Konkurrenz. Der Instinkt verbot ihr, Laura in nächster Nähe zu dulden. Eine gewisse Entfernung war sicherer, sollte ihn vor Lauras Anziehungskraft schützen. So dachte sie.

In diese veränderte Szene war sein Verhältnis mit Laura wie eine Bombe eingeschlagen. Trotz des eingehalten Sicherheitsabstands. Isabell reagierte wütend und empört. Sie empfand es als geschmacklos: Die Frau des Freundes, die Witwe des Freundes, ihre einstige Freundin. Das alles wog schwer. Schwerer als jeder Flirt zuvor. Dazu die Eifersucht auf Lauras Selbstständigkeit, ihren Beruf und die damit verbundene Anerkennung. Und ihr Neid, was Lauras blendendes Aussehen betraf und die dadurch ausgelöste Bewunderung der Männer. Wut hatte sie auch auf sich selbst, weil sie diese Verbindung nicht hatte verhindern können.

Vielleicht hatte Isabell auch erfasst, dass Laura keine Affäre im üblichen Sinn war. Im Vorbeigehen. Danach abgehakt. Sie hatte wahrscheinlich erkannt, dass Laura seine große Liebe war. Das musste umso mehr schmerzen, als eine große Liebe nie ganz erlischt und jede Andere auf den Rang verweist, für immer.

Er konnte Isabells Situation klarer beurteilen als seine eigene. Er zweifelte an sich. Nein, nicht nur das: Er verzweifelte. Es überforderte ihn, seine aufgewühlten Gefühle, Hass wie Liebe, einzuordnen. Wer stand wo? Was war mit seinem analytischen Blick, was mit seinem glasklaren Verstand? Blendete ihn sein zunehmendes Alter? Er sah die Dinge nicht mehr ungetrübt, nicht mehr sachlich. Musste eine leidenschaftliche Affäre den Mann in ihm noch einmal bestätigen? Dass er Liebe geben und Liebe entgegennehmen konnte? Brauchte das sein Ego? Er, der alles gehabt hatte, der jede Sprosse erklommen hatte! Er brauchte weder sich noch anderen zu beweisen, welcher Kerl er war. Er hatte sich bewährt!

Die immerwährende Gier nach Noch-nicht-Erreichtem war nicht das Merkmal der Habenichtse, der Tunichtgute, der Faulen und Verlierer. Sie ruhten sich aus. Sie dümpelten vor sich hin. Hatten sich einfältig auf ein tiefes Niveau eingependelt und verweilten zufrieden darin. Sie hatten keinen Verbrauch. Lebten stressfrei, lebten länger.

Er war durch die Jahreszeiten gerannt wie ein gehetztes Wild. Ruhelos. Nach was hatte er eigentlich gesucht? Nach allem! Immer gab es neue Pläne, neue Ziele. So war sein Leben verlaufen. Hektisch. Kräftezehrend. Ohne zu verschnaufen.

Ohne Muße für sich selbst. Er hatte gar nicht gemerkt, dass ihm etwas fehlte. Jetzt wusste er: Es war die Ruhe, die gefehlt hatte. Die Ruhe, um in sich zu gehen, sich zu erkennen, zu verändern, zu verbessern, stärker zu werden. Jetzt ahnte er, was Ruhe bedeutete. Aber er wusste nichts mehr damit anzufangen.

Vielleicht auch trieb die Natur mit ihm, dem ewig Unruhigen, ein Verwirrspiel, ließ die verlöschende Kerze noch einmal aufflammen, bevor der Ruß aufstieg. Trieb die Natur nochmals alle Kräfte und Sinne zum Endspurt an, bevor sie versiegten? Leon fühlte sich plötzlich alt und leer. Vom Leben verraten. Irgendwie hatte er die Spur verloren, auf der es geradeaus ging. Er hatte sich in sich selbst verirrt wie in einem Wald. Sein Kompass war defekt. Er hatte sich verloren.

Endlich sah er seine drei Töchter auf sich zukommen, ohne Isabell. Er sprang auf, eilte auf sie zu, um nacheinander jede von ihnen in den Arm zu nehmen und zärtlich zu küssen. Nein, ich bin nicht verraten, dachte er. Nicht bei diesen drei prächtigen Mädels.

„He, lass das, Papa", meinte Judith und bog den Kopf beiseite.

Leon überging die ablehnende Geste. Er wusste, es war eine kritische Zeit für sie alle. Und jeder ging anders damit um. Judith war eben Isabells Tochter.

Als alle saßen und ihre Bestellung aufgegeben hatten, fragte Leon:

„Eure Mutter wollte euch nicht begleiten? Eigentlich hatte ich mit ihr gerechnet."

Judith sah ihn feindselig an:

„Fehlrechnung, Papa. Natürlich kommt sie nicht."

Leon nippte an seinem Glas.

„Dann brauche ich dazu keine weitere Frage zu stellen, scheint mir."

„Es scheint dir richtig", entgegnete Judith schnippisch.

Mein Gott, wie hat sie sich entwickelt, dachte Leon. Kratzbürstig und angriffsfreudig.

Und schon fuhr sie fort:

„Um es ganz klar zu sagen und keine falsche Hoffnung aufkommen zu lassen: Es lässt Mama kalt, dass du auf einmal kleinlaut bist und gerne zurückkommen würdest."

„Du sollst bei deiner Laura bleiben", ergänzte Carolin.

Leon sah vor sich hin und drehte sein Glas zwischen den Fingern. Er wägte jedes Wort ab, das er sprach. Er wollte seine Kinder nicht verlieren und hatte sich auf diese Unterhaltung vorbereitet:

„Es ist zwei Wochen her, dass ich ausgezogen bin. Ich dachte, eure Mutter würde die Dinge inzwischen mit Abstand betrachten. Und ich hoffte, sie würde einlenken. Nicht verzeihen, nicht verstehen. Das erwarte ich nicht. Aber sich mit mir unter einem Dach arrangieren. Das müsste doch möglich sein! Ich würde alles tun, damit ihr dieser Schritt leicht fiele. Was kann ich mehr bieten? Glaubt mir, nur wenige Männer bleiben ohne Seitensprung. Ich will damit nichts beschönigen. Auch Frauen treten daneben. Man kann lernen, damit umzugehen."

„Sie geht doch damit um, Papa. Auf ihre Art. Sie sagt, du seist unter eine andere Bettdecke gekrochen. Da sollst du gefälligst bleiben."

Als Leon schwieg, hackte Carolin nach:

„Oder will Laura dich gar nicht? Hockst du deswegen im Hotel?"

Leon lachte bitter auf. Er sah seine Tochter an, die sich wie Judith auf Isabells Seite geschlagen hatte:

„Es ist nicht ganz so, wie du denkst. Aber du stellst dir das einfacher vor, als es ist. Laura steht im Beruf. Sie ist Oberärztin, stellvertretende Chefin. Sie erstickt in Diensten und Arbeit. Zu Hause lebt ihr halbwüchsiger Sohn. Ihre wenige Freizeit gehört ihm. Glaubst du, sie reißt für mich die Tür weit auf?"

„Ach, so ist das! Du hast den Laufpass in der Hand. Sie wollte vögeln, ohne Zugabe!"

„Bitte!", fuhr Leon sie empört an.

„Was sonst, Papa! Wärest du ihre große Liebe, dann säßest du nicht zwischen den Stühlen. Nämlich hier! Du Romantiker! Mach die Augen auf!"

„Ich hatte doch gehofft, eure..."

„Vergiss es, Papa. Mama hat noch nie Gebrauchtes genommen. Du bist Secondhand-Ware."

Der Dolchstoß saß. Mittendrin! Leon lehnte sich entsetzt zurück. Nie im Leben war er derart gedemütigt worden. Und das durch seine Kinder. Tiefer konnte ein Sturz nicht sein, weher kein Schmerz.

„Ich dachte", begann er zaghaft, „euch zuliebe, der Familie wegen..."

„Du, nur du, hättest das bedenken müssen", fauchte ihn Judith an. „Du alleine! Meinst du, wir wären glücklich über die Geschichte? Zu Hause jammert Mama. Du liegst hier auf den Knien. Wir finden das alles beschissen! Ausgerechnet die zwei Männer, die mir am meisten im Leben bedeutet haben, fallen auf die hübsche Fratze dieser Frau herein."

„Was meinst du? Welche beiden Männer?"

„Na du und Georg!"

„Georg? Weil er dein Patenonkel war?"

„Quatsch, Papa! Wo lebst du denn? Kennst du die Menschen immer noch nicht? Georg war auch nichts weiter als ein Mann. Eine Hose mit entsprechender Gerätschaft darin. Verstehst du?"

Geschockt starrte Leon seine Tochter an. Gerätschaft! Was war aus ihr geworden! Eine verhärmte Frau mit unbewältigter Vergangenheit und böser Zunge. Abgerutscht auf ordinäres Vokabular von Proleten.

Eine tiefe Furche grub sich in Leons Stirn. Er konnte es kaum begreifen: Judith und Georg? Das meinte sie doch! Oder nicht? Genau das! Zwischen den beiden war also etwas gewesen. Als Mann und Frau! Konnte ein Vater so taub und blind sein, dass er davon nichts mitbekam? Ja! Wenn man in sich selbst gefangen war, und in jedem Winkel eigene Probleme hausten!

Deswegen also die Flucht nach England, die magersüchtige Episode, die ihm und Isabell so viel Kummer bereitet hatte. Das erklärte auch Georgs merkwürdiges, fast lächerliches Verhalten, als sie ihn um Hilfe gebeten hatten. Es war ihm tagelang nicht aus dem Kopf gegangen. Ungeschickt, ja tölpelhaft hatte Georg reagiert. Er war ausgewichen, mit fadenscheinigem Grund, hatte alles umgeworfen, sich wie betrunken gezeigt. Daher rührten die unaufhörlichen Sticheleien von Judith gegen Laura. Eifersucht auf die Frau des Geliebten. Es war unfassbar. Hatte Judith sich Hoffnung gemacht? Von Georg angeheizt und dann abserviert? So eine Unverschämtheit! War sie deshalb so verbittert, gefrustet? Unerfüllte Erwartungen? Ein Versprechen, das nicht eingelöst wurde? Betrogene Hoffnung? Das erklärte manches. Arme Judith! Warum hatte sie sich ihm nicht anvertraut? Er hätte ihr vielleicht helfen können. Georg hätte er in die Fresse geschlagen. Ganz sicher!

Viele Fragen lagen ihm auf der Zunge, während er mühsam sein Filet hinunterwürgte. Es schmeckte fad. Er hatte keinen Hunger mehr. Aber er fragte nicht, wollte die Antworten nicht hören. Neben seiner eigenen Zerrissenheit war kein Raum mehr für Judiths Probleme. Das wäre zu viel! So blieb ihre Andeutung im Raum stehen, wie eine Kiste mit giftigen Schlangen, die nicht geöffnet wurde, weil die Bisse tödlich waren.

Der Nachtisch bestand aus Eisvariationen mit Erdbeeren, kunstreich auf einem Glasteller angerichtet, mit Puderzucker und Schokoladenspritzern dekoriert.

„Was wirst du tun, Papa?", fragte Melanie bang, als sie sich verabschiedeten. Sie schlang die Arme um seinen Hals und drückte sich sekundenlang fest an ihn. Sie war das Letzte, das er noch besaß. Nicht infiziert von Isabells Hass.

„Ich weiß es nicht, mein Liebes. Ich weiß es wirklich nicht."

Als seine Kinder gegangen waren, sah Leon hinaus zum Himmel. Der Regenbogen verblasste. Nach dem leuchtenden Höhepunkt mit der betörenden Pracht aller Farben, schlüpfte er in sein graues Alltagskleid und löste sich auf. Er wirkte verwaschen wie ein oft getragener Schal. Doch man sah noch, dass er der Erde entsprang und in ihr versank, wie alles, was der Erde gehörte.

Sterne

Um Leon war es dunkel geworden. Nur die Sterne ätzten ein glitzerndes Muster in das schwarzblaue Zelt über ihm. Sie lachten fröhlich auf ihn herab. Leon schloss die Augen, konnte das freundliche Schimmern nicht ertragen, da es in ihm düster war. Er selbst hatte die Positionslichter gelöscht, um im Dunkel zu landen, das ihn nun umfing. Er wollte ungestört bleiben.

„Fahrt zu Hölle!", schrie er den Sternen zu.

Er zerrte den Vorhang im Appartement seines Hotels zusammen und wandte sich ab. Der Schein der Stehlampe neben dem kleinen Sekretär fiel auf sein eingefallenes Gesicht. Der Schatten seines Körpers lag gleich einer Ahnung auf dem weißen Teppich.

Die Vergangenheit zog in langsamen Bildern an ihm vorbei. Als säße er in einem rollenden Zug und ließe die Landschaft an sich vorübergleiten.

Er versuchte, sich zu konzentrieren. Er musste nachdenken, Bilanz erstellen. Worüber? Es würde ihm noch einfallen. Immer gab es ein Für und Wider. Immer ein Gut oder Schlecht. Irgendwann war die Bilanz eines Lebens fällig. Eines kleinen Lebens. Eines von vielen. Eines aus dem großen Sein: Der Schöpfung Gottes. Sein eigenes unwichtiges Leben hatte er so wichtig genommen. War jetzt der richtige Augenblick, zurückzublicken? Er wusste nicht warum. Aber es war der richtige.

Jeder Augenblick war wichtig. Keinen durfte man auslassen. Jeden musste man leben, erleben, auskosten. Kein Augenblick wiederholte sich. Jeder war anders. In jedem geschah etwas. Es wurde gewonnen, verloren, geliebt und gehasst. Es wurde geboren, gestorben, gemordet, zerstört. Jeder Augenblick war prall angefüllt mit Leben.

Was hatte er gewollt? Bilanz ziehen? Er tippte sich an die Stirn:

„Du warst schon mal besser, Leon Mahler! Hast gewusst, was du wolltest. Jetzt weißt du nur, dass du nichts weißt und ein Niemand bist. Ein Nichts von so vielen anderen kleinen Nichts, die sich genau so wichtig genommen haben wie du dich selbst. Auch eine Weisheit. Na also!"

Er versuchte noch einmal, sich zu konzentrieren. Es war egal worauf. Hauptsache, er bekam seine Gedanken in den Griff. Aber es gelang nicht. Sein Schädel glich einem ausgetrockneten Wasserloch. Sein Gehirn war leer wie ein ausgeglühter Vulkan. Ohne jeden Impuls. Je mehr er sich anstrengte, desto heftiger brummte sein Kopf. Er entschied, das Nachdenken einzustellen.

Er trank einen Schluck Wein. Es war ein guter Wein. Ein schwerer Wein. Er verstand etwas davon. Es war die zweite Flasche. Das half. Seine Muskeln wurden locker. Seine Gelenke geschmeidig. Es war ein wunderbares Gefühl. Flügelleicht. Hellfarbig. Duftig. Gleich würde er tun, was getan werden musste. Er trank einen weiteren Schluck und noch einen, bis auch diese Flasche ihn leer anstarrte. Er rieb sich die Augen. Sie starrten sich gegenseitig an. Die Flaschen und er. Er lachte. Die Flaschen schwiegen.

„Habt ihr mir nichts zu sagen?", polterte er mit rauer Stimme.

Sie sagten nichts.

„Blödes Zeug!", schimpfte er und stieß beide vom Tisch.

Er stand auf und wankte durchs Zimmer. Namen fielen über ihn her: Laura, Isabell! Wussten sie, was sie ihm antaten? Aber er wehrte sich. Sie sollten ihn nicht länger quälen. Er schlug in die Luft. Und noch einmal.

„Lasst mich in Ruh!"

Er begann zu suchen. Warum überhaupt suchen? Er wusste ja, was zu tun war. Doch suchen, musste er auf jeden Fall. Zeit gewinnen. So einfach war das nicht! Noch klammerte er sich an den Ast, der über den Abgrund ragte. Verdammt! Hatte er sie vergessen? Wäre es besser gewesen? Nein! Er brauchte sie. Jetzt! Sie war zu wichtig. Sie war im Safe! Klar! Wo sonst! Er hatte es nicht vergessen. Aber Zeit gewonnen, Aufschub erschlichen. Und jetzt? Ja, was jetzt?

Das Licht flackerte. Bestimmt wieder diese verdammten Sterne! Er riss den Vorhang auf. Sie verlachten ihn immer noch, stachen auf ihn ein. Viele kleine Wunden bluteten.

„Verschwindet!", stöhnte er heiser und hielt sich am Stuhl fest, um nicht zu stürzen.

Er setzte sich, war völlig erschöpft, legte die Hand auf seine Brust. Ob sein Herz noch schlug? Für wen? Der Kopf war zu schwer. Er hielt ihn mit beiden Händen.

Ein Rülpser schleuderte durch seinen Brustkorb.

„Verdammt!", fluchte er und riss sich die Krawatte vom Hals.

Erneut begann er durchs Zimmer zu torkeln. Er wusste nicht, was er wollte. Aber: Es war wichtig. Sehr wichtig! Jawohl! Etwas tun, war immer wichtig. Es konnte das ganze Leben ausfüllen. Wie das Nichtstun. Scheißegal! Er hatte genug getan.

Plötzlich zielstrebig und ohne Wanken ging er auf den Safe zu und öffnete ihn. Er nahm sie behutsam. Sie war ihm vertraut. Man kannte sich. Er drückte sie zärtlich an sich. Sie schmiegte sich in seine Hand, passte genau hinein. Sie war wie für ihn gemacht, glänzte matt im Licht. Er schloss die Augen. Frieden lag auf seinem Gesicht. Sie fühlte sich kühl an. Angenehm kühl und glatt. Sie verströmte Kraft und Ruhe, die Ruhe des Unausweichlichen. Das war gut. Das brauchte er in dieser Stunde, am Ende eines langen Weges.

Dann setzte er sie an und drückte ab.

Kälte brach ein. Der Ast hatte nachgegeben.

Eine Notiz

Eine Sirene gellte durch die morgendliche Stille und schlug eine Schneise in die Zeit.

Madame Armond fiel förmlich aus dem Bett. Als Französin war sie gewohnt, länger zu schlafen, wenn sie auch schon etliche Jahre in Deutschland lebte und sich in Vielem angepasst hatte. Bevor sie normalerweise zur späten morgendlichen Stunde ein Croissant, natürlich nicht von französischer Qualität, und einen Kaffee zu sich nahm, führte sie ihren Dackel Louis zum Stadtwald. Da ihr Haus nur wenige Meter vom Park entfernt lag, unternahm sie diesen Ausflug mit Hund und Bademantel von französischem Chic, mit Pantoffeln und Lockenwicklern, verborgen unter einem bunten Seidentuch. Sie war eben Französin. Man verzieh ihr den morgendlichen Aufzug.

Dieser Tag begann ungewohnt aufregend. Zu früh! Zu laut! Mit frechem Gebell von Dackel Louis. Madame Armond war sich sicher: Es war die Sirene aus dem Nachbarhaus. Dort wohnte die Witwe des verstorbenen Professor Petri.

Die Nachbarschaft zwischen beiden Häusern war unbelastet, weder durch herabfallendes Laub überhängender Äste noch durch Louis Gekläff. Zuweilen gab es einen Schwatz von Garten zu Garten. Im Herbst reichte Madame Armond regelmäßig einen Korb mit Äpfeln hinüber. Davon buk Laura Kuchen, den ihr Sohn Sven verschlang.

Der durchdringende Sirenenton hatte Madame Armonds sonst so beschaulichen Morgen völlig durcheinander gebracht. Sie sprang aus dem Bett hoch, warf ein Tuch über, glättete die Haare und eilte zum Nachbarhaus. Dackel Louis war die Tür vor der Nase zugeschlagen worden, mit dem strengen Befehl: „Platz! Bleib!" Auf Deutsch! Sie klingelte bei Frau Dr. Petri, rief und klopfte. Doch hinter der kupfernen Haustür regte sich nichts.

„Hallo! Aufmachen!", versuchte sie es wieder und wieder. „Frau Doktor!"

Vergeblich! Etwas Schreckliches musste passiert sein. Etwas Dramatisches? Hoffentlich nichts mit Sven. Das wäre nicht auszudenken. Sie hatte ihn am Vortag mit seiner Sporttasche aus dem Haus kommen sehen.

„Eine kleine Reise?", hatte sie gefragt.

„Schön wäre es", hatte er gelacht. „Nur eine Nacht bei einem Freund!"

Wenn ihm etwas zugestoßen war! Ein Unfall! Ein Verbrechen! Wie entsetzlich für die arme Frau Doktor. Sven war ihr einziges Kind. Und sie vergötterte ihn.

Madame warf einen Blick auf die Straße. Frau Doktors Wagen stand am Straßenrand. Sie musste also zu Hause sein. Warum öffnete sie nicht? Sie schellte nochmals, rief, klopfte, spähte durch das Terrassenfenster, reckte sich, so gut sie konnte. Doch sie erkannte nur Möbel und schweigende Bilder an der Wand. Sie lief zurück ins eigene Haus und versuchte, über Telefon die Nachbarin zu erreichen. Doch niemand meldete sich. Ob sie ohnmächtig am Boden lag? Oder tot war? Anstatt des „Gassi-Gehens" in den Stadtwald schickte sie Louis in den Garten und alarmierte die Polizei, die zusagte, sofort zu erscheinen.

Madame wartete. Die beiseite geschobene Gardine ermöglichte ihr, die Straße in beide Richtungen einzusehen. Hastig streifte sie einen Pulli über und steckte die Haare hoch. Sie war sprungbereit.

Endlich bog ein Streifenwagen in raschem Tempo von der Dürener Straße in die Max-Bruch-Straße ein. Vor Dr. Petris Haus stoppte er. Madame eilte die Stufen hinab auf die Beamten zu. Während sie atemlos berichtete, drückte einer der Polizisten unaufhörlich auf die Klingel und klopfte energisch gegen die Haustür.

„Frau Dr. Petri!"

Inzwischen hatten sich mehrere Fenster der Nachbarhäuser geöffnet. Ungekämmte Köpfe erschienen. Neugierige Passanten blieben stehen.

„Hier spricht die Polizei!", rief einer der Beamten. „Wenn sie mich hören, öffnen sie. Wir geben ihnen drei Minuten Zeit. Dann brechen wir die Tür auf."

Die Polizisten warteten, lauschten auf die Geräusche im Haus.

„Also dann! Wir gehen rein!"

Einer von ihnen zog ein kleines Werkzeug aus der Tasche und begann das Schloss zu bearbeiten. Nach kurzer Zeit sprang die Tür auf.

„Madame Armond, wir müssen das Haus alleine betreten. Bitte haben sie Verständnis. Wenn wir sie noch brauchen, melden wir uns."

Madame Armond zog sich zurück. Die Polizisten betraten das Haus. Beide standen unter Spannung, waren gefasst auf jede mögliche Situation. Sie hatten schon vieles erlebt. Es reichte von Ohnmachten bis zum Auffinden toter, oftmals halbverwester Menschen. Manchmal stießen sie auf ausgehungerte, verwahrloste Kinder oder Tiere, auf mit Müll und Unrat beladene Wohnungen. Zuweilen trafen sie auch niemanden an: Fehlalarm oder Kinderscherz.

„Hallo!", riefen sie mehrmals.

Bis sie vor Laura standen. Sie saß zusammengekauert in einem Sessel und starrte vor sich hin. Zu ihren Füßen lag eine aufgeschlagene Zeitung.

„Frau Dr. Petri?", fragte einer der Beamten. Sie mussten sicher sein, wen sie vor sich hatten.

Laura nickte.

„Was ist passiert? Ihre Alarmanlage schlug an. Frau Armond hat uns in Sorge um sie gerufen. Was ist geschehen?"

„Der Alarm ging versehentlich los, als ich stolperte." Lauras Stimme war kaum zu verstehen.

Einer der Polizisten hob die Zeitschrift auf und warf einen flüchtigen Blick darauf. Tagesnachrichten. Reklamen. Anzeigen. Das schien ihm unverdächtig.

„Sie haben einen Sohn, sagte uns die Nachbarin. Wo ist er? Ist etwas mit ihm?"

Laura schüttelte verneinend den Kopf.

„Wir möchten ihnen helfen, Frau Doktor. Darum sind wir hier. Aber sie müssen uns erklären, worum es geht. Was passiert ist. Sonst nehmen wir sie mit. In diesem Zustand lassen wir keinen alleine zu Hause. Als Ärztin wissen sie das. Wir können das nicht verantworten. Verstehen sie?"

Laura nahm wortlos die Zeitung auf und zeigte auf eine Nachricht im Wirtschaftsteil:

Dr. Leon Mahler wurde gestern in Köln in einem Hotelappartement erschossen aufgefunden. Die näheren Umstände sind noch unbekannt Die Polizei hat bisher keine Anhaltspunkte für ein Fremdverschulden. Die Ermittlungen laufen. Ein Abschiedsbrief wurde nicht gefunden. Der Tote hinterlässt Frau und drei erwachsene Töchter.

„Er? Der bekannte Bankier? Ist er der Anlass? Was hatten sie mit ihm zu tun?"

Laura schwieg eine Weile, bevor sie schlicht sagte:

„Er war ein Freund. Ein sehr guter Freund."

Die Beamten wechselten vielsagende Blicke. Erstaunt bis verstehend. Laura ahnte, was in ihren Köpfen vorging. Beziehungsdrama! Ein Bankier und eine Doktorin! Sollten sie denken, was sie wollten. Es war ihr so gleichgültig. Leon war tot. Und sie war schuld daran. Es war die Geschichte einer Liebe, die nur sie kannte, die nur ihr gehörte. Wie der schreckliche Schmerz, Leon verloren zu haben.

Wenn Sven doch käme, dachte Laura. Und zu den Polizisten gewandt, meinte sie:

„Es geht schon wieder. Sie müssen nicht hier bleiben und können mich getrost alleine lassen. Ich bin geschockt, stelle aber nichts an. Ich habe einen Sohn. Er braucht mich. Er wird jeden Moment zurückkommen."

Erwachsen

Als Sven nach Hause kam, umarmte er seine Mutter.

„Ich weiß Bescheid, Mama. Jede Zeitung bringt die Nachricht. Es tut mir sehr leid."

Laura hatte sich inzwischen gefasst. Die Polizisten hatten sie alleine zurückgelassen, da sie den Eindruck hatten, dass sie außer Gefahr und eine Kurzschlusshandlung nicht zu befürchten war. Madame Armond war nach einer Tasse Tee und vielen bedauernden Worten zurück in ihr Haus gegangen. Sie hatte versprochen, jederzeit für sie da zu sein, sollte sie ihre Hilfe oder auch nur ihre Gesellschaft wünschen.

Mit traurigen Augen sah Laura ihren Sohn an:

„Ach, Sven! Leon hat sich umgebracht. Ich fühle mich schuldig! Ich habe ihn in den Tod getrieben. Ich alleine. Weil ich es abgelehnt habe, dass er bei uns einzieht. Mein Gott! Er könnte noch leben!"

„Mama, dich trifft überhaupt keine Schuld an seinem Tod. Den hat er ganz alleine zu verantworten. Wie konnte er einfach mit Koffern anrücken und dich überraschen. Ohne vorher darüber zu reden. Wenn man sein Leben ändern will, plant man das langfristig, nicht im Eilverfahren. Warum hat er dich im Vorfeld nicht um Rat gefragt? Warum aus heiterem Himmel dieser Überfall?"

„Er war doch selber von der Entwicklung überrascht. Isabell..."

„Hat er geglaubt, sie lasse sich seine Eskapaden auf Dauer gefallen?", fiel Sven seiner Mutter ins Wort. „Das musste doch irgendwann einmal knallen. Bei all seiner Klugheit: Für diesen Fall hatte er weder einen Plan A noch einen Plan B zur Hand. Hat einfach drauflos gelebt. Er war doch weder ein Träumer noch ein Dummkopf!"

Laura zeigte ein schwaches Lächeln, wurde aber sofort wieder ernst:

„Ich darf nicht darüber nachdenken, dass ein einziges Wort von mir über Leben und Tod entschieden hat. Ich hatte sein Leben in der Hand, ohne es zu wissen. Damit werde ich niemals fertig werden."

„Mama! Schon jeder Pfadfinder weiß: Bevor du ein Zelt abschlägst, musst du wissen, wo du es neu aufschlagen kannst. Sonst stehst du im Regen. Wie ein Mathematiker hat Leon sein ganzes Leben geplant. Warum musste der letzte Abschnitt aus dem Ruder laufen? Es gab doch andere Möglichkeiten als eine Bohne zwischen die Augen. Warum hat er sich nicht mit Isabell versöhnt? Wink nicht ab! Er hätte es geschafft. Eine Wohnung zu mieten, wäre auch eine Lösung gewesen. Andere Männer in seiner Lage machen das auch. Warum also dieser Schlussakkord?"

„Er wollte eine Wohnung mieten. Hatte er mir versichert. Hätte ich geahnt…"

„Hast du aber nicht. Konntest du auch nicht. Und warum solltest du dir das antun: Er hier! Er hätte dieses Haus zu seinem gemacht und dich zum Service missbraucht!"

„Sven!"

„Du weißt selbst, dass ich Recht habe. Leon war derart dominant, bei allem Charme, bei aller Achtung, die ihm zusteht, aber eben dominant. Er hätte alles beherrscht. Du hattest es mit Vater schon nicht einfach. Nach seinem Tod stand es dir zu, dein eigenes Leben zu leben, deinen beruflichen Erfolg zu genießen und deine Freiheit. Und zwar uneingeschränkt."

Laura lächelte Sven dankbar an:

„Du machst mir Mut und willst mich reinwaschen. Lieb von dir, Sven. Aber ich kann nicht übersehen, was geschehen ist. Schuld wird nicht nur am Richtertisch entschieden, sondern auch im Herzen. Und dort gibt es keinen Freispruch für mich. Ich möchte auch keinen. Damit könnte ich noch weniger leben. Schuld wird immer ein Teil meines Lebens mit Leon bleiben. Das gehört zu mir. Das lässt sich nicht wegreden. Diese Schuld wird mich immer begleiten. Vielleicht habe ich zu wenig Liebe in mir. Deinen Vater habe ich sehr geliebt, aber auch nicht genug, um verzeihen zu können. Das hat uns immer weiter voneinander entfernt. An manchen Tagen habe ich mir versöhnliche Worte zurechtgelegt. Aber sie kamen nicht über meine Lippen. In einer vorgegaukelten Welt versöhnt es sich leichter."

„Mama, du verwechselst Ursache und Wirkung. Es ist doch umgekehrt. Er hat dich nicht so sehr geliebt, um dir treu zu bleiben. Das ist Fakt. Darauf zu reagieren, ist doch wohl dein Recht gewesen."

Wie erwachsen Sven geworden war. So deutlich hatte sie das noch nie festgestellt. Er war kein Kind mehr. Er war ein junger Mann. Ein hübscher, kluger, junger Mann! Er hatte Georgs Verstand und war impulsiv wie sie selbst. Kein Wunder, dass die Mädchen sich die Augen nach ihm verdrehten. Beiläufig fragte sie:

„Was macht deine Freundin Nora?"

„Hat sich erledigt."

„Wie bitte? So rasch? Warum?"

„Sie läuft mit anderen herum."

„Da machst du gleich die Schotten dicht? Kämpf doch um sie. Schlag die anderen aus dem Rennen."

Sven zog eine Grimasse:

„Kennst du zufällig meine Mutter?"

Laura lachte verständnisvoll. Es war nicht zu leugnen: Er war ihr Spross! Das Wertvollste, das sie noch hatte. Es lag ihr viel daran, dass die schrecklichen Ereignisse sich nicht zwischen sie und ihren Sohn drängten. Zwischen ihnen musste Klarheit herrschen. Das gelang nur, wenn sie ehrlich mit ihm war. Deshalb kam sie auf das Gespräch über Georg und Leon nochmals zurück:

„Zu deinem Vater, Sven, habe ich anders gestanden als zu Leon. Damals, als ich ihn kennen lernte, war ich jung und unerfahren. Ich habe zu deinem Vater aufgesehen, habe ihn vergöttert. Ich war bereit, mich ihm anzupassen und bemüht, seinen Wünschen gerecht zu werden. Aber für Leon wollte ich meine Freiheit nicht einschränken, nicht zurückstecken. Keine Bindung mehr. Keine neuen Pflichten. Wie egoistisch von mir. Wer sich selbst so sehr liebt und bedient, wer sich so wichtig nimmt, hat keinen freien Platz für andere. Deswegen habe ich ihn ziehen lassen, ins Ungewisse, in den Tod. Es wäre Selbsttäuschung, mich unschuldig zu fühlen. Ich werde immer damit leben müssen. Meine Hände sind leer. Ich habe alles verloren."

„Mama, das stimmt doch nicht. Papa wie Leon waren erwachsen. Sie standen im Leben. Sie trugen für sich selbst Verantwortung. Doch nicht du! Zieh dir das nicht an. Du hast gehandelt, wie du konntest, wie du bist. Ein bisschen herb, ein bisschen barsch, ein bisschen eigensinnig und egoistisch. Ich finde dich total ehrlich. Obschon deine Freundschaft mit Leon unfair gegenüber Isabell war. Das weißt du selbst. Aber auch hier hast du dir ein Stück neuer Freiheit genommen, das dir bis dahin fremd war. Ich habe dir das nie verübelt, wie du weißt. Du konntest nicht voraussehen, was Vater oder Leon machen würden. Lade dir keine Schuld auf für das, was sie getan haben."

Nein? Sollte sie nicht? War das so einfach? Sie hatte Georg nicht verziehen. Sie hatte Leon begehrt und war in seine Ehe eingebrochen. Damit hatte sie die Lawine losgetreten. Aber Leons Anziehungskraft war an jenem Abend derart stark gewesen, dass sie nicht wiederstehen konnte. Und als es jetzt unbequem wurde, als er sie gebraucht hätte, hatte sie abgewinkt. Nein! Es gab für sie keinen Freispruch. Sie hatte keinen verdient. Sie hatte das Lenkrad nicht festgehalten, hatte ihr Leben schleudern lassen.

„Und denke nicht, du hättest alles verloren", unterbrach Sven ihre Gedanken. „Du hast sehr viel. Sieh nur genau hin. Und nimm es vor allem an. Da sind dein Beruf, Freunde und Kollegen. Du treibst Sport, wenn auch viel zu selten. Du bist gesund, hast dieses schöne Haus, und du hast mich!"

„Vor allem dich, Sven! Ich weiß!“

„Keiner hat alles, Mama. Aber jeder hat etwas. Nimm es in die Hand. Mach etwas damit. Dann wirst du wieder froh.“

Laura sah durch ihren Sohn hindurch. Keiner hat alles, aber jeder hat etwas. Das hatte sie schon einmal gehört. Leon hatte das gesagt.

Nach vorne

Es war Tage später. Laura frühstückte mit ihrem Sohn auf der Terrasse. Ein Sonntagmorgen, von früher Sonne durchwärmt und von Blütenduft getränkt. Eine Amsel sang. Ein Flugzeug zog leise brummend in Richtung Süden, zeichnete wolkige Kondensstreifen in die dunkle Bläue des Himmels und wurde kleiner und kleiner. Laura sah ihm nach und ließ ihre Gedanken mit in die Weite gleiten. So losgelöst aus der Enge, in die der Alltag sie einschnürte, fühlte sie sich frei. Frei, großzügiger mit der Vergangenheit umzugehen. Sie spürte die Kraft in sich, eines Tages zu verstehen, zu verzeihen, weniger zu hassen, mehr zu lieben. Es wäre gut für mich, dachte sie. Nur dann kann ich mich auch mit mir selbst aussöhnen.

„Mama, du träumst", Sven holte sie zurück in die Gegenwart. „Wir wollten über die Party zu meinem Geburtstag reden. Vergessen?"

„Natürlich nicht! Wie könnte ich! Ich habe mir bereits Gedanken gemacht. Was hältst du davon, Valentin und Clara einzuladen?"

„Eine wunderbare Idee!"

„Um so besser! Ihr seid Halbgeschwister und solltet euren Kontakt pflegen. Was mich betrifft, kannst du sie so oft treffen und mitbringen, wie du willst. Ihnen ist so viel in der Vergangenheit genommen worden. Nun haben sie wenigstens dich gewonnen und du sie."

Bevor Sven antworten konnte, tönte Lauras Handy dezent, aber deutlich. Sie gab Sven ein

Zeichen, zu bleiben und schaltete auf „Freisprechen". Er konnte mithören.

„Hallo!", meldete sie sich. „Petri hier."

„Hallo, Laura! Ich bin es! Dirk Lohscheid."

„Oh, mein Kollege! Der Unfallchirurg! Du brauchst mich hoffentlich nicht in der Klinik. Ich habe nämlich an diesem schönen Morgen keine Lust auf Arbeit."

„Nein, nein! Ganz privat. Ich habe Karten für die Kölner Philharmonie. Eine davon ist für dich. Wir werden zu sechs Kollegen sein. Die Wiener Philharmoniker spielen Beethoven und Berlioz."

Es entstand eine kleine Pause:

„Ich bin nicht so gut drauf, Dirk. Du weißt sicher…"

„Ich weiß! Es tut mir sehr leid. Die letzte Zeit war hart für dich. Aber gerade darum!"

Als Laura nicht sofort antwortete, wurde Dirk energischer:

„Ich will nicht, dass du dich vergräbst! Du hast noch ein halbes Leben vor dir. Lebe es nach vorne! Glaube nicht, anderen geht es nur gut. Auch ich bin angeschlagen, ohne mich mit dir zu vergleichen. Habe letzte Nacht kein Auge zugemacht. Stattdessen drei Stunden operiert."

„Oh! So viel los?"

„Ein Motorradfahrer hat sich bei irrem Tempo auf der Neusser Landstraße um einen Baum gewickelt. Kannst du dir vorstellen, wie der aussah?"

„Na, so ungefähr. Lebt er?"

„Halbwegs."

„Wird er durchkommen?"

„Wetten möchte ich nicht darauf."

„Der arme Kerl!"

„Also, kommst du?"

Sven nickte heftig und machte mit der Hand eine Bewegung, als wolle er seine Mutter aus dem Haus kehren. Laut sagte er:

„Ja! Natürlich geht sie mit!"

Laura zögerte noch unschlüssig. Dann fragte sie Dirk:

„Kommst du aus einem der Schlupflöcher?"

Sven zog die Brauen fragend hoch. Auf der anderen Seite herrschte Stille. Nach einer Weile kam die zaghafte Frage:

„Laura? Ich habe dich nicht ganz verstanden. Was hast du da gesagt?"

„Nichts!", lachte sie. „Vergiss es, Dirk. Ich habe mich nur soeben an etwas erinnert, das lange zurückliegt. An eine kleine, hübsche Geschichte, mit der mich meine Großmutter tröstete, als ich noch ein Kind war. Ich werde sie dir einmal bei einer Tasse Kaffee erzählen."

„Ich bin gespannt! Ehrlich gesagt: Du hast mir für einen Moment einen Schrecken eingejagt. Also?"

Laura sah ihren Sohn fragend an. Sven nickte noch einmal auffordernd mit dem Kopf.

„Also!", sagte sie dann. „Freitag, 20 Uhr, in der Philharmonie. Ich werde da sein! Und noch etwas: Danke!"

Ich danke allen, die mich beim Schreiben dieses Buches mit Rat und Tat begleitet haben:

Mein Mann hat geduldig lektoriert.

Dipl.-Ing. Dagmar Henseler, Technische Kommunikation; sowie Dipl.-Ing. Hans Christian Kniß haben mich bei Satz und Gestaltung unterstützt.

Marianne Meschede, Malerin aus Hannover, hat das Bild des Einbands entworfen.

Kurzbiographie der Autorin

Renate Lanius lebt mit ihrem Mann in Köln. Hier besuchte sie Schule wie Universität. Bis 1997 war sie als Ärztin in eigener Praxis niedergelassen. Heute wird die Praxis von einer ihrer beiden Töchter fortgeführt. Seitdem widmet sie sich ihren Hobbys: dem Sport, den Tieren und dem Schreiben.

In ihrem Erstlingsroman: **„Ein Puls für zwei Leben"** (2004) beschreibt die Autorin in einer Dreiecksgeschichte gekonnt und spannend das Leben eines Aufsteigers, der zwischen zwei Frauen gerät, was ihm zum Verhängnis wird.

Das Kinder/Jugendbuch: **"Koko, Mira und..."** (2005) handelt von einem märchenhaften Hengst, seiner traurigen Jugend, seinen ungewöhnlichen Freunden und ihren gemeinsamen Abenteuern. Unverhofft kommt mit einer neuen Besitzerin für ihn das große Glück. Mit seinem liebenswerten Wesen und seinem großen Talent galoppiert er ungeahnten Erfolgen entgegen und erlangt Ruhm, weit über alle Grenzen hinaus.

In dem Kriminalroman: **„Atem des Feuers"** (2008) schockt ein Mord in einem Kölner Reitstall die ganze Stadt. Der Tote ist ein Mann mit schillernder, fragwürdiger Vergangenheit, der Frauen in seinen Bann zog. Charismatische Personen prallen aufeinander und geraten in z.T. fatale Beziehungen. Die Auflösung des Falles ist logisch und verblüffend zugleich.

„Ich heiße Marlar und mache einen drauf" (2009) ist ein Märchen um die Kölner Jungelefanten, ihr aufregendes Leben in der Gemeinschaft, ihr Spielen und Raufen miteinander und ihre Rettung aus einem waghalsigen Abenteuer. Die Erziehung durch Tanten und einen sprechenden Felsen soll ihnen helfen, die richtige Seite auf der Wiese des Lebens zu finden.

In dem Roman **„Wolkenglitzer"** wagt eine junge Frau einen großen Schritt: Sie heiratet einen um viele Jahre älteren Mann. Die Ehe zerbricht.
In einem brüchigen Gesellschaftsgefüge entwickeln sich fatale Beziehungen. Liebe, Verrat sowie Schuld und Verzweiflung trennen und verbinden.
Eine originelle Handlung, voller Tragik und trotzdem spielerisch leicht erzählt.

Einige **Gedichte** von Renate Lanius finden Sie in der Bibliothek des deutschsprachigen Gedichts, im Jahrbuch für das neue Gedicht der Brentano Gesellschaft Frankfurt, in „Wege und Umwege" sowie in der Anthologie „Abschied Neubeginn." (Beides erschienen im Edition Wort Verlag.)

Kontakt und Impressum:

Renate Lanius
www.lanius-renate.de / lanius-renate@web.de